腰椎间盘突出症

常见病针灸临床丛书

总主编◎张建斌

主编◎蒋亚文　顾纯

中国健康传媒集团

中国医药科技出版社

U0206377

内 容 提 要

本丛书选择针灸临床常见病症和有较好临床实践证据的病症，针对近现代针灸临床实践经验系统性总结，既为针灸工作者提供当代临床实践的诊治策略和实践指引，同时又提供以针灸为代表的非药物诊疗和护理指导。本书系统阐述了针灸治疗腰椎间盘突出症的内涵，总结了中医学对本病的病因病机及辨证分型等方面的认识，概述了西医学对本病的发病原因及发病机制的认识，归纳了针灸治疗本病的临床经验、作用机制及疗效特点，并详细阐述了毫针、艾灸等不同干预方法对该病的治疗方案，最后论述了相关人群的日常管理与护理措施。

本书适合针灸、中医临床医务人员、教学工作者及学生阅读使用，也可供中医爱好者参阅。

图书在版编目（CIP）数据

腰椎间盘突出症/蒋亚文，顾纯主编.—北京：中国医药科技出版社，2023.6
（常见病针灸临床丛书）
ISBN 978-7-5214-3940-3

Ⅰ.①腰… Ⅱ.①蒋… ②顾… Ⅲ.①腰椎–椎间盘突出–针灸疗法
Ⅳ.①R246.2

中国国家版本馆CIP数据核字（2023）第102770号

美术编辑 陈君杞
版式设计 南博文化

出版 **中国健康传媒集团** | 中国医药科技出版社
地址 北京市海淀区文慧园北路甲22号
邮编 100082
电话 发行：010-62227427 邮购：010-62236938
网址 www.cmstp.com
规格 710×1000mm $^1/_{16}$
印张 10 $^3/_4$
字数 197千字
版次 2023年6月第1版
印次 2023年6月第1次印刷
印刷 三河市万龙印装有限公司
经销 全国各地新华书店
书号 ISBN 978-7-5214-3940-3
定价 **36.00 元**

获取新书信息、投稿、
为图书纠错，请扫码
联系我们。

吴勤娟　张国栋　赵舒梅　张熙　李琳慧　李浩　王应越　熊先亭　贡妍婷　罗楚　李明　彭延辉　李梦雪

王卫　张音　徐静　林欣颖　章甜　陆露　王亮　毕琴　裴梦莹　叶儒琳　王玉娟　郭林曳　武娟

王保丹　罗家麒　刘科辰　潘珊娜　刘慧　叶菁菁　朱金亚　马罕怿　赵瑞瑞　王耀帅　武九龙　秦公顺　赵协慧

杨海洲　赵舒梅　覃美相　林媛媛　刘金鹏　薛亮　周翔　强晟　李乔乔　朱世鹏　黄伟　曾玉娇　朱炫玮

赵建玲　张聪　蔡慧倩　周娟娟　金传阳　胡光勇　赵峥睿　朱德淳　谢韬　张新昌　陈霞　詹明明

本书编委会

□ 前言

　　针灸是源自中国古代的一门系统学科：利用特定的工具，在人体体表特定部位进行施术，从而产生一定的效应，以达到防病治病的目的，并在长期的临床实践中，形成了独特的理论体系和学术框架。

　　《黄帝内经》时代，针灸理论构建逐渐完善，包括九针形制、操作和应用，脏腑经络和五体身形，溪谷骨空和气府明堂，疾病虚实和针灸补泻等。公元256—260年间，皇甫谧编撰《针灸甲乙经》，从基础到临床，系统整理了针灸学知识、理论和临床应用，构建了针灸学科体系。此后，针灸学术一直在自己固有的轨道上发展和进步。直到清末民初，伴随着西学东渐的逐渐深入，在东西方文化碰撞下，针灸学术的发展轨迹已经呈现出多流并进、百花齐放的特点。尤其是20世纪70年代以来，针灸在世界各地广泛传播，针灸学术更是进入了一个多元化发展的新时代。

　　当代针灸医学蓬勃发展，其学术视野也越来越宽广，无论是基础理论，还是临床应用，都是古代针灸学术所无法比拟的。当今的针灸学术，主要有以下几个特征。

　　1.在世界各地广泛应用。针灸在南北朝时期就已经传到我国周边的朝鲜、日本等国家，近几个世纪间断性在欧洲也有零星传播，但是直到20世纪70年代初，才开始有了世界范围内的广泛传播。针灸的跨文化传播，在世界各地也出现了从学理到应用的不同理解和差异化变革。

　　2.工具先进，微创、无痛、数据化。针灸工具，古代有"九针"之说，当代不仅有"新九针"、揿针、杵针、浮针等新型针具，还有利用声电光磁等可量化物理参数的新型针灸器具，基于生物传感和人工智能的针灸器具也在孕育中。

　　3.技术进步，操作精细、精准化。针灸操作技术的应用和描述，相对于古代也有了长足的进步，相关针灸技术操作规范的国家标准也陆续发布。尤其是在操作目标的部位和结构层次上更加精细、精准；在操作流程上也更加合理、规范。

4.迎接临床新问题和新挑战。与古代主要关注临床证候不同，当代针灸临床实践中还面临着诸多新问题、新挑战。大量基于临床医学病症分类和认知的疾病，在古代医籍文献中没有直接描述和记载，需要当代临床从"针灸学"视角重新再认识，如高血压、高脂血症、糖尿病等；还有一些临床新问题，如围手术期诸症、抑郁症和焦虑症、免疫性疾病、戒断综合征等，需要在实践中探索。

5.临床疗效越来越清晰。自2005年有了第一份基于循证模式的针灸临床研究报告以来，尤其是近年来开展的针灸治疗便秘、压力性尿失禁、围绝经期综合征等临床多中心大样本研究，取得了较可靠的研究结果，在国内外产生了较大的影响。基于针灸临床特点的方法学研究也受到重视，并出现了专门团队和组织。

6.治疗机制和原理越来越清晰。尽管还不能完全从现代生命科学和生物医学的角度揭示针灸的作用机制，但是随着对经穴特异性、穴位敏化、穴位配伍的研究深入，针灸作用的神经-内分泌-免疫网络调节机制也逐渐清晰。

应该说，针灸医学的内涵，需要在一个新起点上重新理解、重新诠释。当代针灸临床适用性不断扩大、诊治病种范围越来越宽泛、操作技术也越来越精准、临床疗效观察和评估也越来越严格、部分现代原理和机制逐渐阐明。因此，基于当代临床实践的回顾、思考和展望，更加显得迫切和需要。《常见病针灸临床丛书》即是对这一时代需求的响应。

在当今的话语体系下，选择针灸临床的常见病、多发病，梳理借鉴古今医家经验，总结近现代临床实践和疗效规律，阐述针灸疗法必要的作用机制和原理，在针灸学术史上作一个短暂的思索，给未来一个更加广阔的发展空间，即是写作本套丛书的初心。

张建斌

2022年6月

姜序

　　我捷足先登，欣喜地读到了由蒋亚文、顾纯两位医师主编的《腰椎间盘突出症》书稿。该书主要从针灸疗法介绍并探讨了针灸治疗腰椎间盘突出症的临证思维、技能技巧及其效应物质基础。在内容编排上，从古代文献到现代研究，从基础理论到临床实践直至康复技术，深入浅出，中西合参，广征博引，条分缕析，一应俱全，为当前腰椎间盘突出症防治与康复研究赋予了新的内涵和探索方向，给同道们提供了一本有临证价值的参考书。

　　这几天书稿一直置于案头，细细读来，直觉书中尽显的那种针刺感应，可以从患者身上感受，可以从医生手下感受，也可从读者脑海中领悟感受。这是针灸疗效"真心实意"的信息传导与信号表达。

　　针灸疗法是临床治疗腰椎间盘突出症常用的治疗手段，但疗效机制及如何持续提高临床疗效仍有待深入研究。腰椎间盘突出症自发现以来，人们对其发病机制、病理生理变化及其自然转归开展了大量的基础与临床研究。当前普遍认为，腰椎间盘突出症产生神经根病及其疼痛的主要因素有机械性压迫、炎症刺激、免疫反应，次要因素有神经缺血。大量研究显示，严格的非手术治疗可以安全有效地治愈大多数病例，而确实需要手术者仅占一小部分，如严重的神经损伤、马尾综合征和不可忍受的疼痛。其中，针灸治疗在非手术治疗中占有重要的地位。但目前在临床上，过于依赖CT、MRI的影像学诊断，而轻易决定手术治疗的现象时常发生。对此，努力提高对腰椎间盘突出症的基础与临床研究，探索出一条适合中国国情的、规范的中西医结合治疗方法，是摆在我们面前亟待解决的现实问题。

　　该书图文并茂，并附有大量MRI图片及病例资料，旨在用全新的数字医学为针灸治疗腰椎间盘突出症提供临证科学依据——如促进突出椎间盘的重吸收，改善神经根、神经丛和神经干周围的微循环，调节机体的免疫状态和消除或减轻炎症介质的病理性刺激等。这在第五章中可以找到更多的新进展、新解释。

书中还收集了2014年发表在 The Spine Journal 的由北美脊柱外科学会（NASS）编写的《腰椎间盘突出症伴神经根病诊疗指南》，以及2018年中华医学会骨科学分会发布的《骨科疾病诊疗指南》，反映了当今国内外该领域的最新诊治进展。由此可见，本书一册在手，实用便捷，信息量大，对临床有较好的指导意义。

针灸作为我国国粹，自1972年2月美国总统尼克松访问中国后，立即在全球掀起了一股针灸热，从此针灸开始走向世界，并被西方世界逐步接受。2019年3月，我博士师兄、上海市针灸经络研究所所长吴焕淦教授在全国两会期间，提交了将针灸学提升为一级学科的议案，以促进针灸学的发展。又如，中国工程院院士、上海医科大学原校长、肝癌专家汤钊猷教授曾用针灸治好母亲（91岁）、妻子（时年40出头）和儿子（7岁）的急性阑尾炎，其中他母亲的急性阑尾炎已穿孔并伴有腹膜炎。这是一组神奇的针灸治疗验案，是著名西医大家独特的诊疗思维，也是针灸调动机体自愈能力使然，说明了针灸可以有效治疗急性病。

回望吴中大地，针灸名医辈出。其中，中国科学院学部委员（现称院士）承淡安少时随父亲学医，17岁时师从名医。1951年，中国针灸学研究社在苏州司前街恢复社业，承淡安带病参加教学和管理。1954年，承淡安被江苏省人民政府聘任为省中医进修学校（南京中医药大学前身）校长，被誉为中国针灸一代宗师。尤氏针灸也是声誉四方。当年我在读大学实习期间，曾跟师过尤氏针灸第四代传人尤怀琛以及郭寿恒、丁怀仁、费国瑾和马寿山等，深知"学医不懂经络，开口动手便错"和"腰背委中求"等医理。

阅读《腰椎间盘突出症》一书，还让我联想到1971年我上小学时，外婆患上了严重的坐骨神经痛，彻夜疼痛叫喊，痛苦难忍，卧床不起，当时寻求苏州针灸名医殷铁珊急诊求医。殷铁珊虽以"隔衣针"而著称，但对胯部那精准的一针下去症状减半，隔日复诊一次，痊愈未犯直至92岁寿终正寝。可谓神针起重疴。此外，作为上海"伤科八大家"之一的石筱山先生以及我的博士生导师施杞教授也善用针灸治疗腰痛，针药并用，疗效更佳。我国中西医结合治疗软组织损伤的开创者、实践者宣蛰人也善用银质针治疗腰椎间盘突出症，极大地丰富了针灸临证治疗的手段。如今，我在临床上对急性腰扭伤或腰椎间盘突出症急性发作患者，常先针刺两手中渚、后溪穴，每每立竿见影。有的患者担架抬入，旋即可在留针中下地行走。由此可见针刺的即时镇痛效应明显，但如何保持持续后效应，仍有待深入研究。对这些难点问题，该书已经作了一定的科学回答，如"深刺起效时间快，镇痛时间长"等。

长江后浪推前浪，在我的眼中蒋亚文、顾纯是我院青年医师中的佼佼者，在临床上认真诊治每一位患者，不断总结临床经验，在攀登学术的高峰上，有着勇气、远见和艰苦奋斗的精神。他们志同道合，携手共进，有着科学探索者的巨大好奇心，想从高处了解针灸治疗腰椎间盘突出症的内在世界，这是非常难能可贵的。该书的出版，可以视作是这两位医师继承吴门医派尤氏等多家针灸流派，吸纳上海海派针灸流派，加上自己临证经验与研究，三位一体相互合参所迸发出的新火花、新成就。

一个人的执着，需要拼心力、体力和毅力，当然也会得到相应的回报。今年蒋亚文医师作为援外医疗队队长在受命待援马耳他共和国之际，在临床工作之余，只争朝夕，夜以继日地编写与修改书稿，这种学风和精神值得我们大家学习。该书不仅即将为我书藏增添一部新的著作，更是激励我院青年医师不断努力精进的动力。

"白日依山尽，黄河入海流。欲穷千里目，更上一层楼"。对于针灸这门古老的中医经验学科，我们既要执着，又要敬畏。真诚希望蒋亚文、顾纯两位医师砥砺前行，再接再厉，争取今后有很多临床专著面世，以针灸学造福于人类的健康事业。

姜 宏

2022年9月20日

目录

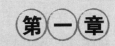

第一章
西医学对腰椎间盘突出症的认识

腰椎间盘突出症是指腰椎间盘由于外伤或退行性改变，其纤维环破裂，导致髓核向外突出，突出的髓核刺激、压迫相邻的神经根及马尾神经，造成神经根充血、水肿而出现的以突发性腰痛为主要表现的一种临床综合征，是临床腰腿痛的最常见原因之一。

第一节　腰椎的解剖结构

1. 腰椎椎骨

腰椎共有5块，其在脊柱中构成的正常生理曲度为前凸。腰椎椎体粗壮，呈短圆柱状，表面为骨密质，内部为骨松质。椎弓与椎体围成一孔，称为椎孔，腰椎椎孔呈三角形，比胸椎大，但比颈椎小。全部椎骨的椎孔连成一管，称为椎管，其内容纳脊髓和脊神经根等。椎骨叠连时，上位椎骨的下切迹和下位椎骨的上切迹围成一孔，称为椎间孔，有脊神经和血管通过。腰椎棘突短而宽，水平伸向后方，棘突间空隙较大。第3腰椎横突最长，有较多的肌肉附着，第4、5腰椎横突逐渐变短，第4腰椎横突略向上翘，第5腰椎横突变得粗大。

相邻椎骨之间的连结包括椎间盘、韧带和关节。

2. 椎间盘

椎间盘是位于两椎体之间的连接体，腰部椎间盘有5个，即 $L_{1/2}$、$L_{2/3}$、$L_{3/4}$、$L_{4/5}$、L_5/S_1，由髓核、纤维环、软骨终板组成。

（1）髓核：髓核在腰部位于椎间盘中心的稍后方，主要由软骨基质和胶原纤维组成，外观呈一种半透明的凝胶状物质，通过穿通纤维附于椎体骺环。周围围以纤维环，上下连接椎体处为软骨终板，髓核被固定在其中，具有可塑性，在压力下变为扁平状，使压力向各个方向传递。在相邻的椎体活动中，髓核起着支点作用，随着脊柱的屈伸而向前或向后移动，而没有上下移动。

髓核的水分含量占髓核总量的75%~90%，其水分含量随年龄增大而减少。出生时含水量高达90%，成年后约为80%，70岁后下降到70%。出生时髓核比较大而软，位于椎间盘的中央，不接触椎体。在生长发育过程中，髓核位置发生变化，椎体后面的发育较前面的快。因此，到成年时，髓核位于椎间盘偏后侧。在幼儿时期，椎间盘内层纤维环包绕在脊索细胞的周围，10岁以后脊索细胞消失，仅有软而呈胶冻状的髓核，12岁时髓核几乎完全由疏松的纤维软骨和大量的胶原物质构成。随着年龄的增长，胶原物质逐渐被纤维软骨取代。儿童时期的髓核结构和纤维环分界明显，但在老年时期，由于髓核水分减少，导致纤维环和髓核的分界不明显。髓核内有比较致密的胶原纤维网状结构，每层胶原纤维覆以黏多糖蛋白复合体和硫酸软骨素，使髓核具有与水结合的能力。髓核内的各种成分结合在一起，形成立体网状胶样结构，在承受压力的情况下使脊椎均匀地负荷。随着年龄的增加，来自纤维环和软骨板的纤维软骨逐渐替代髓核中黏液样胶原物质，并使髓核的形态发生改变（图1-1）。

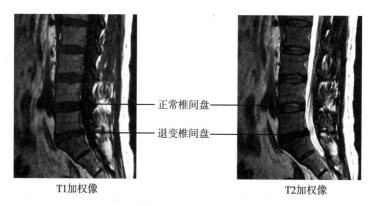

T1加权像　　　　　　　　　　　　T2加权像

图1-1　正常椎间盘髓核与退变椎间盘MRI图像

（2）纤维环：纤维环位于髓核的周围，分为外、中、内3层。外层由胶原纤维带组成，凸向外周；内层由纤维软骨带组成，与髓核之间无明显界限，凸向髓核。纤维环的前侧部和两侧部最厚，几乎等于后侧部的2倍。整个纤维环几乎呈同心圆排列，其外周纤维较垂直，而越到中心倾斜度越大，当接近软骨终板时几乎呈平行纤维。

纤维环十分坚固，紧密地附着在软骨终板上，使上下椎体互相连结，在前纵韧带和后纵韧带的加固下，保持了腰椎的稳定性。同时，纤维环环绕在髓核周围，维持着髓核的位置和形状，并在髓核承受压力的情况下，轻度延长以改变形状，承受张力。

（3）软骨终板：软骨终板由纤维软骨组成，覆盖于椎体上下面骺环中间的骨面，与椎体的骨松质相连，构成椎间盘上下壁，其平均厚度为1mm。软骨终板内无神经组织，有许多微孔，是髓核的水分和代谢产物的通路。在婴儿期有微血管穿过，出生8个月以后血管开始关闭，到20~30岁完全闭锁。软骨终板内无神经组织，因此当软骨终板损伤以后，既不产生疼痛，也不能自行修复。软骨板如同关节软骨一样，可以承受压力，防止椎骨遭受超负荷的压力，保护椎体免于发生压迫性骨萎缩。

（4）血管和神经：成人椎间盘几乎无血管，仅纤维环周围有来自节段性动脉分支的小血管穿入，多在椎间盘的前后缘。在胎儿和幼儿时期，每个椎间盘皆由3条动脉供血。椎间盘的神经分布与血管相似，在纤维环的周边有丰富的神经末梢，其深部、软骨终板和髓核内无神经纤维。前部和两侧部主要接受来自窦椎神经的纤维。窦椎神经多发自脊神经后支，也可发自总干，接受交感神经小支后经椎间孔返回椎管，故又名返神经。窦椎神经先贴行于椎间盘后面，其升支、降支沿后纵韧带两侧上、下行，可各跨2个椎间盘，共分布至4个椎体，其横支可与对侧吻合。窦椎神经分布于椎管内诸结构，组织学观察其感觉神经末梢在后纵韧带、硬脊膜的前部、神经根袖、椎管内前静脉丛的静脉壁等处密度最高，椎骨骨膜及硬脊膜的侧部次之，硬脊膜囊后部及黄韧带内最为稀少。该结构可解释侧隐窝狭窄、腰椎间盘突出压迫而造成的剧烈疼痛。

3.韧带

椎体的前方和后方分别为前纵韧带和后纵韧带，具有稳定椎体并限制其活动的作用。

（1）前纵韧带：前纵韧带是全身最长的韧带，宽而坚韧，位于椎体的前面，上自枕骨大孔前缘，下达第1或第2骶椎体。前纵韧带分为3层，即浅层越过3~4个椎体，中层越过2~3个椎体，深层越过1~2个椎体。前纵韧带借纤维束紧密附着于各椎体边缘，有防止脊柱过伸和椎间盘向前脱出的作用。

（2）后纵韧带：后纵韧带位于各椎体和椎间盘的后面（椎管前壁）。它较前纵韧带狭窄，上起枢椎，与覆膜延续，下达骶骨，终于骶管前壁。其宽窄不齐，不能完全遮盖椎体的后部和椎间盘。后纵韧带有限制脊柱过度前屈和防止椎间盘向后脱出的作用。

（3）黄韧带：黄韧带也叫弓间韧带，是连结相邻椎弓根后部的弹性结缔组织膜，由排列整齐的弹性纤维构成，坚韧而富有弹性。它起于上一椎板下缘的深面，止于下一椎板上缘的浅面，参与围成椎管的后外侧壁。一般来说，黄韧带厚0.2~0.3cm，腰段最厚。随着脊柱的位置变动，黄韧带的厚度也发生变化。当脊柱屈曲时，椎板间距离增大，黄韧带拉长、变薄。反之，当脊柱伸展时，椎板间距离缩小，黄韧带松弛、变厚。老年时黄韧带退变后，此种变化更加明显，皱缩的黄韧带显著增厚，会加重椎管内神经根受压的程度，是椎管狭窄症的病理解剖学基础之一。

（4）棘间韧带、棘上韧带：棘间韧带、棘上韧带是连于棘突尖的中长纤维束。其纤维方向为前上斜向后下。其作用是限制脊椎过度前屈。

（5）横突间韧带：横突间韧带位于相邻的横突之间。横突间韧带分为内外两部分。内侧部呈腱弓排列，保护脊神经后支及血管，其厚度由上向下逐渐增厚。

（6）髂腰韧带：髂腰韧带位于L_4、L_5横突与髂嵴、骶骨上部的前面之间，为一肥厚而强韧的三角形韧带。髂腰韧带起于L_4、L_5横突，呈放射状，止于髂嵴的内唇后半。髂腰韧带有防止L_5椎体的旋转、防止L_5椎体在骶骨上超前滑动的作用，稳定骶髂关节。

4.关节

（1）关节突关节：关节突关节由相邻椎骨的上下关节突构成。关节突关节的各关节囊松紧不一，其在腰部紧而厚，前方有黄韧带，后方有棘间韧带加强。腰椎上下关节突的关节面逐渐呈矢状位，上下关节突的位置是一内一外的关系，且与躯体纵轴成15°左右夹角。因此，不易发生单纯性的脱位，当脱位时往往合并一侧关节突的骨折。关节突关节参与构成椎间孔的后壁，前方与脊神经相邻，由脊神经后支支配，该神经受压或被牵拉可引起腰痛症状。

（2）腰骶关节：腰骶关节是L_5和S_1（成年人是骶骨）之间通过椎间盘和周围软组织构成的连结。

5.椎管

椎管是由游离椎骨的椎间孔和骶骨的骶管与其间的连结共同围成的纤维性管道，其内容物主要有脊髓、马尾神经、硬脊膜、蛛网膜、脑脊液、硬膜外腔及其内的结缔组织和椎内静脉丛。

腰段椎管的形态各异，L_1、L_2多呈卵圆形，L_3、L_4多呈三角形，L_5多呈三叶形。其前后径的正常测量范围是15~25mm。椎管由于多种原因发生骨性和纤维性结构异常，导致一处或多处椎管狭窄，压迫脊髓、马尾及神经根。向椎管内的突出物除椎间盘外结构性的突出物外，还有后纵韧带骨化、黄韧带肥厚、椎板增厚、关节突骨质增生、椎体后缘骨质增生等。而这些变化又常继发于椎间盘退变或外伤因素。腰部脊神经根行于腰椎管的侧隐窝和盘黄间隙内，椎间盘突出、黄韧带肥厚、关节突关节退变增生，均可压迫腰脊神经根，引起腰腿痛。体位对椎管的容积有一定的影响，腰椎从伸直位到前屈位，椎间孔容积增加3.5~6.0ml；后伸位时，因后壁缩短容积减小，椎间盘后突、黄韧带前凸，使本就受压的神经根压迫进一步加重。因此，在后伸位时按压腰部更容易找到压痛点。

由上述解剖结构决定腰椎间盘突出症以$L_{4/5}$和L_5/S_1层面的椎间盘突出发病率最高，且突出部位多在椎间盘的后纵韧带外侧，椎间盘的突出物主要压迫在此处或即将传出硬膜囊的下一节段的神经根。如果突出物较大或突出偏内时，也可压迫硬膜囊内的再下一条神经根，使两条神经根同时受压。一般情况下，$L_{3/4}$椎间盘突出压迫L_4神经根，$L_{4/5}$椎间盘突出压迫L_5神经根，L_5/S_1椎间盘突出压迫S_1神经根。但如果腰椎间盘突出部位在后侧中央，或椎间盘纤维环完全破裂（即中央型突出），髓核碎片脱入椎管（即破裂型或游离型突出），可使神经根和马尾神经广泛受压。

6.侧隐窝

侧隐窝，即脊神经管，为椎管的外侧部，其前部为椎体后外侧缘，后壁为上关节突前面与黄韧带，外侧界为椎弓根。L_5椎管呈三叶形者，侧隐窝尤为明显。侧隐窝的前后径通常为3~5mm，若小于3mm，则可认为侧隐窝狭窄。

7.神经根

神经根发出后分前后两支，而后支的感觉神经又分出一支神经，返回椎管内，支配硬脊膜、后纵韧带、纤维环、小关节突等部位。腰椎间盘突出后，刺激或压迫分布于腰部的神经末梢从而引起症状（图1-2、1-3）。

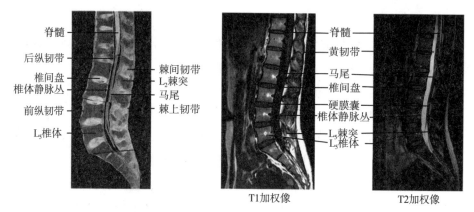

图1-2 腰椎正中矢状断面尸体解剖图像及对应的MRI图像

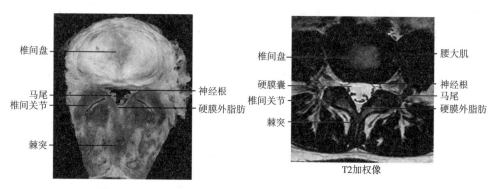

图1-3 L₄/₅椎间盘横断面尸体解剖图像及对应的MRI图像

　　神经根的走行与椎间盘突出的症状有密切关系。其中，L_3及L_4神经根皆自相应的椎体上1/3或中1/3水平出硬膜囊，紧贴椎弓根入椎间孔，在椎管内走行过程中不与同序数椎间盘相接触。L_5神经根自$L_{4/5}$椎间盘水平或其上缘出硬膜囊，向外下走行越过L_5椎体后上部绕椎弓根入L_5/S_1椎间孔。S_1神经根发自L_5/S_1椎间盘的上缘或L_5椎体下1/3水平，向下外走行越过L_5/S_1椎间盘的外1/3，绕S_1椎弓根入椎间孔。

　　脊髓与椎管的长度不对称，致使神经根发出的部位与相应椎体不一致，部位越向下，相应序列相差越大。故下腰椎神经根因其在椎管内走行距离较大而更容易受到椎管内退变因素的影响。

第二节　病因及发病机制

一、病因

1. 退行性改变

腰椎间盘退行性改变是腰椎间盘突出症发生的基本因素，包括纤维环和髓核含水量减少，髓核失去弹性，纤维环向心性裂隙。

2. 损伤

体力劳动、久坐久蹲、驾驶、体育运动等造成的积累性损伤是腰椎间盘突出症发生的重要因素。

3. 腰骶先天异常

腰椎骶化、骶椎腰化、半椎体畸形、小关节畸形、关节突不对称等先天异常，可使腰椎承受的应力发生改变，从而导致椎间盘内压升高，易发生退变和损伤。

4. 遗传因素

有色人种发病率较低。编码结构蛋白、基质金属蛋白酶、凋亡因子、生长因子、维生素D受体等因素与腰椎间盘突出症患病风险增加相关。

5. 其他因素

妊娠、肥胖、糖尿病、高脂血症、吸烟、感染等是发生腰椎间盘突出症的危险因素。

二、发病机制

腰椎间盘突出症的发病机制比较复杂，目前尚未完全明确，较为公认的有以下几种。

1. 椎间盘退变

椎间盘主要由髓核、纤维环和软骨板构成。随着年龄增大，椎间盘弹性下降，缓冲外力的能力下降，因而更容易受到损伤。椎间盘本身缺乏血液供应，一旦变性、损伤，很难自我修复。

2. 机械应力损伤

很多学者认为机械压迫神经根是引起腰背痛、坐骨神经痛的主要原因。亦有学者认为由受累神经被过度牵伸所致，而单纯的神经压迫实属罕见。牵伸的神经常呈紧张状态，若不及时消除，将发生神经炎症和水肿，导致神经内张力增高，神经功能障碍逐渐加剧。久坐、久蹲、长期弯腰、体力劳动等使脊柱处于过度负荷时，椎间盘内的压力增加，通过细胞凋亡或免疫反应，加速椎间盘退行性改变，最终发展为腰椎间盘突出症。

3.免疫炎症反应

退变、突出的椎间盘可引起各种免疫炎性反应，导致椎间盘发生变化，加重椎间盘突出，并产生相应的临床症状。椎间盘髓核组织是体内最大的、无血管的封闭结构组织，与血液系统隔绝，其营养主要来自软骨盘的弥散作用。故人体髓核组织被排除在机体免疫机制之外。当椎间盘损伤或病损后，髓核突破纤维环或后纵韧带的包围，在修复过程中新生血管长入髓核组织，髓核与机体免疫机制发生密切接触，髓核基质里的糖蛋白便成为抗原，机体在这种持续的抗原刺激后，产生免疫反应。由于免疫反应，一个节段的椎间盘突出还可引起其他节段的椎间盘变性和疼痛。由此可见，髓核可作为一种自身抗原，诱导自身免疫反应，促进腰椎间盘突出症的发生发展。

4.细胞外基质代谢失衡

正常椎间盘中，基质金属蛋白酶/金属蛋白酶组织抑制剂（MMPs/TIMP）的表达处于一个动态平衡，一旦失衡会影响细胞外基质的降解，导致椎间盘弹性下降，加速椎间盘退变。

腰椎间盘突出症发病过程及机制非常复杂，每个病变阶段都可能是一个或几个因素共同作用的结果，而且不同因素在不同阶段也可能会相互恶化，加重症状。

第三节　诊断标准

一、国内共识

1.陶天遵主编的《临床常见疾病诊疗标准》

【诊断标准】

（1）病史

1）多系中年人，常有腰部外伤史。且有弯腰拾物、身体旋转后出现腰痛史。

2）患者初为腰痛，继则向患侧臀部、大腿、小腿、足跟部放射。

3）弯腰、咳嗽、喷嚏等皆可引起放射痛，卧床休息可减轻。

4）以上症状可因轻微扭伤或活动后复发。

（2）症状与体征

1）腰椎出现侧弯，生理前凸减少或消失。

2）腰部活动受限。

3）压痛点常在髓核突出部位，即 $L_{4/5}$、L_5/S_1 间隙及其患侧椎旁有压痛，常向下肢放射。沿坐骨神经走行亦有压痛。

4）小腿外侧、足背外侧有麻木区，踇趾背伸力减弱。

5）膝及跟腱反射可正常、亢进及减弱。

6）直腿抬高试验阳性，症状越重，抬起角度越小。

7）股部及小腿肌肉轻度萎缩。

8）X线检查：平片排除其他骨病，有腰椎侧弯，腰椎生理前凸减少或消失，椎间隙变窄或不等宽，椎体上下缘增生。侧位观前窄后宽者更有诊断意义。对诊断困难者，可考虑椎管内、硬膜外、髓核造影术协助诊断。CT扫描和B超检查对诊断很有帮助。

【入院标准】

（1）早期腰椎间盘突出症经手法复位、推拿、封闭、卧床休息等治疗失败者或不能作上述治疗者。

（2）反复发作，长期保守治疗不能治愈者。

（3）中央型突出，双下肢疼痛者。

（4）椎间盘突出伴有马尾神经刺激症状者。

【检查项目及完成时间】

（1）血常规、尿常规、肝功能、乙肝5项，须在1~2日完成。

（2）心电图、X线检查，须在2~3日完成。

（3）选择性腰椎CT扫描，须在3~5日完成。

（4）选择性脊髓造影，须在5~7日完成。

【治疗原则】

髓核摘除术。

【住院日数】

（1）术前 7~10日。

（2）术后 10~14日。

【疗效判定】

（1）治愈标准：经治疗后症状与体征消失，恢复正常生活与工作者。

（2）好转标准：自觉症状好转，仍有部分神经症状与腰痛现象者。

（3）未愈标准：突出髓核未摘除，症状未消失。

【出院标准】

典型症状消失，或近似消失，手术切口一期愈合。

【出院指导】

（1）休息1~2个月。

（2）加强腰背部肌肉功能锻炼。

（3）加强康复治疗，如理疗等。

（4）半年后参加重体力劳动。

2.2018年中华医学会骨科学分会发布的《骨科疾病诊疗指南》

【概述】

腰椎间盘突出症是指腰椎间盘退行性改变，纤维环破裂，髓核突出压迫神经根或马尾神经所产生的临床症候群。

【临床表现】

（1）腰痛和一侧下肢放射痛是该病的主要症状。腰痛常发生于腿痛之前，也可二者同时发生；大多有外伤史，也可无明确诱因。疼痛具有以下特点：

1）放射痛，沿坐骨神经传导，直达小腿外侧、足背或足趾。如为$L_{3/4}$间隙突出，因L_4神经根受压迫，产生向大腿前方的放射痛。

2）一切使脑脊液压力增高的动作，如咳嗽、喷嚏和排便等，都可加重腰痛和放射痛。

3）活动时疼痛加剧，休息后减轻。多数患者采用侧卧位，并屈曲患肢；个别严重病例在各种体位均疼痛，只能屈髋屈膝跪在床上以缓解症状。合并腰椎管狭窄者，常有间歇性跛行。

（2）脊柱侧凸畸形主要弯曲在下腰部，前屈时更为明显。侧凸的方向取决于突出髓核与神经根的关系：如突出位于神经根的前方，躯干一般向患侧弯曲。

（3）脊柱活动受限髓核突出，压迫神经根，使腰肌呈保护性紧张，可发生于单侧或双侧。由于腰肌紧张，腰椎生理性前凸消失。脊柱前屈后伸活动受限，前屈或后伸时可出现向一侧下肢的放射痛。侧弯受限往往只有一侧，据此可与腰椎结核或肿瘤鉴别。

（4）腰部压痛伴放射痛：椎间盘突出部位的患侧棘突旁有压痛点，并伴有向小腿或足部的放射痛，此点对诊断有重要意义。

（5）直腿抬高试验阳性：由于个人体质的差异，该试验阳性无统一的度数标准，应注意两侧对比。患侧抬腿受限，并感到向小腿或足的放射痛即为阳性。有时抬高健肢而患侧腿发生麻木、疼痛，因患侧神经受牵拉引起，此点对诊断有较大价值。

（6）神经系统检查：$L_{3/4}$突出（L_4神经根受压）时，可有膝反射减退或消失，小腿内侧感觉减退。腰$L_{4/5}$突出（L_5神经根受压）时，小腿前外侧足背感觉减退，第2趾肌力常有减退。L_5/S_1突出（S_1神经根受压）时，小腿外后及足外侧感觉减退，第3、4、5趾肌力减退，跟腱反射减退或消失。神经压迫症状严重者患肢可有肌肉萎缩。如突出较大，或为中央型突出，或纤维环破裂髓核碎片突出至椎管者，可出现较广泛的神经根或马尾神经损害症状，患侧麻木区常较广泛，包括髓核突出平面以下患侧臀部、股外侧、小腿及足部。中央型突出往往两下肢均有神经损伤症状，但一侧较重；应注意检查鞍区感觉，常有一侧减退，有时两侧减退，伴有小便失禁、大便秘结、性功能障碍，甚至两下肢部分瘫痪。

【辅助检查】

需拍腰骶椎的正、侧位片，必要时加拍左右斜位片。常有脊柱侧弯，有时可见椎间隙变窄，椎体边缘唇状增生。X线检查虽不能作为确诊腰椎间盘突出症的依据，但可借此排除一些疾患，如腰椎结核、骨性关节炎、骨折、肿瘤和腰椎滑脱等。重症患者或不典型的病例，在诊断有困难时，可考虑作CT扫描和MRI等特殊检查，以明确诊断其突出部位。上述检查无明显异常的患者并不能完全排除腰椎间盘突出症。

【诊断】

大多数腰椎间盘突出症患者根据临床症状或体征即可做出正确的诊断。主要的症状和体征是：①腰痛合并坐骨神经痛放射至小腿或足部，直腿抬高试验阳性。②在$L_{4/5}$或L_5/S_1棘间韧带侧方有明显的压痛点，同时有至小腿或足部的放射性痛。③小腿前外或后外侧皮肤感觉减退，趾肌力减退，患侧跟腱反射减退或消失。X线片可排除其他骨性病变。

【鉴别诊断】

（1）腰椎后关节紊乱：相邻椎体的上下关节突构成腰椎后关节，为滑膜关节，有神经分布。当后关节上、下关节突的关系不正常时，急性期可因滑膜嵌顿产生疼痛，慢性病例可产生后关节创伤性关节炎，出现腰痛。此种疼痛多发生于棘突旁1.5cm处，可有向同侧臀部或大腿后的放射痛，易与腰椎间盘突出症相混。该病的放射痛一般不超过膝关节，且不伴有感觉、肌力减退及反射消失等神经根受损的体征。对鉴别困难的病例，可在病变的小关节突附近注射2%普鲁卡因5ml，如症状消失，则可排除腰椎间盘突出症。

（2）腰椎管狭窄症：间歇性跛行是最突出的症状，患者自诉步行一段距离后，下肢酸困、麻木、无力，必须蹲下休息后方能继续行走。骑自行车可无症状。患者主诉多而体征少，也是重要特点。少数患者有根性神经损伤的表现。严重的中央型狭窄可出现大小便失禁，脊髓碘油造影和CT扫描等特殊检查可进一步确诊。

（3）腰椎结核：早期局限性腰椎结核可刺激邻近的神经根，造成腰痛及下肢放射痛。腰椎结核有结核病的全身反应，腰痛较剧烈，X线片上可见椎体或椎弓根的破坏。CT扫描对X线片不能显示的椎体早期局限性结核病灶有独特作用。

（4）椎体转移瘤：疼痛加剧，夜间加重，患者体质衰弱，可查到原发肿瘤。X线平片可见椎体溶骨性破坏。

（5）脊膜瘤及马尾神经瘤：为慢性进行性疾患，无间歇好转或自愈现象，常有大小便失禁。脑脊液蛋白增高，奎氏试验显示梗阻。脊髓造影检查可明确诊断。

【治疗】

（1）非手术治疗：卧硬板床休息，辅以理疗和按摩，常可缓解或治愈。

（2）手术治疗。手术适应证为：①非手术治疗无效或复发，症状较重影响工作和生活者。②神经损伤症状明显、广泛，甚至继续恶化，疑有椎间盘纤维环完全破裂、髓核碎片突出至椎管者。③中央型腰椎间盘突出有大小便功能障碍者。④合并明显的腰椎管狭窄症者。

可根据突出物大小，患者体质等决定手术方式，如椎间盘镜下髓核摘除术、开窗髓核摘除术、半椎板或全椎板切除术，如手术对椎体稳定性破坏较大，宜同时行内固定及植骨融合术。

二、国际共识

1.北美脊柱外科学会（NASS）发布的《腰椎间盘突出症伴神经根病诊疗指南》

（1）定义及自然病程

⊙问题1：腰椎间盘突出症合并神经根病的定义是什么？

腰椎间盘突出症合并神经根病是指椎间盘错位超过正常椎间盘边界范围，压迫神经，导致疼痛、无力、肌节麻痹或皮节感觉分布异常的一种疾病。（证据等级：Ⅴ）

⊙问题2：腰椎间盘突出症伴神经根病的自然病程如何？

因目前并没有对腰椎间盘突出症伴神经根病自然病程的相关研究，工作组一致同意，大部分腰椎间盘突出症伴神经根病患者无论治疗与否，均能得到改善。突出的椎间盘组织随着时间推移通常会出现萎缩、退变。很多研究显示随着突出椎间盘减小，临床功能逐渐改善。（证据等级：Ⅴ）

（2）诊断及影像学

⊙问题3：何种病史和体检结果可诊断腰椎间盘突出症伴神经根病？

肌力、感觉、直腿抬高试验等体格检查可以帮助腰椎间盘突出症伴神经根病诊断。（推荐等级：A）

仰卧位直腿抬高试验和坐位直腿抬高试验进行比较对诊断腰椎间盘突出症伴神经根病有所帮助。（推荐等级：B）

目前并没有足够的证据支持或反对咳嗽冲击试验、Bell试验、牵张试验、股神经牵拉试验、弓形试验、腰椎运动度、反射消失等检查在诊断腰椎间盘突出症伴神经根病方面的作用。（推荐等级：Ⅰ）

⊙问题4：诊断腰椎间盘突出症伴神经根病最为合适的方法是什么？何时需要应用上述方法？

目前并没有高质量的临床研究证明影像学诊断腰椎间盘突出症伴神经根病的优势。工作组专家推荐有腰椎间盘突出症伴神经根病病史和体检阳性结果的患者，MRI检查是最为合适的无创影像学检测手段。若患者行MRI检查存在禁忌证，或者检测后无法判断结果，则推荐CT作为次选手段。（证据等级：Ⅴ）

对诊断腰椎间盘突出症伴神经根病，并存在相对应病史和体检阳性结果的患者，推荐无创的MRI作为影像学检测的首选方法。（推荐等级：A）

对诊断腰椎间盘突出症伴神经根病，并存在相对应病史和体检阳性结果的患者，推荐CT、脊髓造影作为影像学检测的备选方案。（推荐等级：A）

目前在临床中广泛使用电神经检查（electrodiagnostic study）诊断神经根压迫情况，但该检查不能辨别神经根压迫的原因。专家组认为，诊断腰椎间盘突出症伴神经根病首选方案应该是对应部位的轴位影像学片，电神经检查只能作为确定其他可能合并症的一个辅助手段。（证据等级：Ⅴ）

躯体感觉激发电位可作为影像学检查的辅助手段，确定是否存在神经根压迫，但该检测方法诊断压迫节段的特异性不高。（推荐等级：B）

肌电图、神经传导速度、F波等对诊断腰椎间盘突出症伴神经根病意义有限。H反射波对诊断S_1神经根病有帮助，但特异性不好。（推荐等级：B）

目前并没有明确的临床证据支持或反对运动激发电位或者趾短伸肌反射在腰椎间盘突出症伴神经根病诊断中的作用。（推荐等级：Ⅰ）

目前并没有明确的临床证据支持或反对热感应测试或液晶显示在腰椎间盘突出症伴神经根病诊断中的作用。（推荐等级：Ⅰ）

（3）药物或介入治疗

⊙问题5：药物治疗在腰椎间盘突出症伴神经根病治疗中扮演什么角色？

不推荐肿瘤坏死因子α抑制剂应用于腰椎间盘突出症伴神经根病的患者中。（推荐等级：B）

目前并没有明确的临床证据支持或反对胍基丁胺、5-羟色胺激动剂、加巴喷丁、阿米替林等药物在腰椎间盘突出症伴神经根病患者中的应用。（推荐等级：Ⅰ）

⊙问题6：物理治疗在腰椎间盘突出症伴神经根病治疗中扮演什么角色？

目前并没有明确的临床证据支持或反对物理治疗/结构化康复锻炼作为单一治疗手段治疗腰椎间盘突出症伴神经根病。（推荐等级：Ⅰ）

在目前缺少明确证据的情况下，工作组推荐对于轻、中度症状的腰椎间盘突出症伴神经根病患者，有限的结构化康复锻炼可以作为一个治疗选择。（证据等级：Ⅴ）

⊙问题7：脊柱推拿术在腰椎间盘突出症伴神经根病治疗中是何种角色？

单纯的脊柱推拿术可以作为腰椎间盘突出症伴神经根病患者的一种治疗方法。（推荐等级：C）

目前并没有明确的证据支持或反对脊柱推拿术比椎间盘消融术效果更好。

（推荐等级：Ⅰ）

⊙问题8：牵引术（人工或机械牵引）在腰椎间盘突出症伴神经根病治疗中是何种角色？

目前并没有明确的临床证据支持或反对牵引术在腰椎间盘突出症伴神经根病患者中的作用。（推荐等级：Ⅰ）

⊙问题9：经增强脊髓造影引导下硬脊膜激素类注射（ESIs）治疗腰椎间盘突出症伴神经根病是否必要？

推荐在增强脊髓造影引导下硬脊膜激素类注射（ESIs）治疗腰椎间盘突出症伴神经根病。（推荐等级：A）

⊙问题10：ESIs治疗腰椎间盘突出症伴神经根病是何种角色？

推荐经椎间孔ESIs作为短期疼痛控制方案在腰椎间盘突出症伴神经根病患者中的应用。（推荐等级：A）

椎板间ESIs可以作为治疗腰椎间盘突出症伴神经根病的备选方案。（推荐等级：C）

目前并没有明确的临床证据支持或反对经椎间孔ESIs治疗腰椎间盘突出症伴神经根病12月后的疗效。（推荐等级：Ⅰ）

⊙问题11：ESIs治疗腰椎间盘突出症伴神经根病有最合适的时间间隔或者注射剂量吗？

目前无临床文献报道该问题。

⊙问题12：ESIs的注射途径会影响腰椎间盘突出症伴神经根病治疗效果或者增加注射风险吗？

目前并没有明确的临床证据支持或反对一种注射途径优于另一种注射途径。（推荐等级：Ⅰ）

⊙问题13：各种脊柱介入方法治疗腰椎间盘突出症伴神经根病的作用如何？

目前并没有明确的临床证据支持或反对椎间盘内注射臭氧治疗腰椎间盘突出症伴神经根病。（推荐等级：Ⅰ）

内镜下经皮椎间盘切除术可以作为腰椎间盘突出症伴神经根病的一种治疗方法。（推荐等级：C）

内镜下经皮椎间盘切除术应用于经过严格筛选适应证的患者中可以有效减少术后止痛药物的使用剂量，并改善患者腰背部不适感。（推荐等级：B）

自动经皮椎间盘切除术可以作为腰椎间盘突出症伴神经根病的一种治疗方法。（推荐等级：C）

目前并没有明确的临床证据支持或反对自动经皮椎间盘切除术效果好于开放椎间盘切除术。（推荐等级：Ⅰ）

目前并没有明确的临床证据支持或反对离子椎间盘减压（Plasma disc decompression）法，基本等同射频消融/髓核成形术在腰椎间盘突出症伴神经根病患者中作用。（推荐等级：Ⅰ）

目前并没有明确的临床证据支持或反对离子椎间盘减压法治疗效果好于经椎间孔 ESIs。（推荐等级：Ⅰ）

目前并没有明确的临床证据支持或反对经椎间盘内注射高压生理盐水、电热椎间盘减压术用于治疗腰椎间盘突出症伴神经根病。（推荐等级：Ⅰ）

⊙问题14：辅助治疗措施，如针灸、经皮电刺激等在治疗腰椎间盘突出症伴神经根病中的作用如何？

目前并没有明确的临床证据支持或反对上述辅助治疗措施在治疗腰椎间盘突出症伴神经根病中的作用。（推荐等级：Ⅰ）

⊙问题15：诊断为腰椎间盘突出症伴神经根病的患者在接受对应药物或者介入治疗时，短期（小于6周）、中期（6周~2年）或长期（大于2年）获得良好/好的功能预后的可能性是多少？

药物或者介入治疗可改善大部分腰椎间盘突出症伴神经根病患者的临床功能预后。（推荐等级：B）

经椎间孔 ESIs 可以改善大部分腰椎间盘突出症伴神经根病患者临床功能预后。（推荐等级：B）

目前并没有明确的临床证据支持或反对按脊疗法可以改善腰椎间盘突出症伴神经根病患者的临床功能预后。（推荐等级：Ⅰ）

⊙问题16：诊断为腰椎间盘突出症伴神经根病的患者是否存在对应的预测因素，（如年龄、症状时间、症状严重程度等）预测短期（小于6周）、中期（6周~2年）或长期（大于2年）获得良好/好的功能预后的可能性？

现有的研究证据表明经椎间孔 ESIs 治疗不同类型的腰椎间盘突出症伴神经根病时不存在显著预后差异。（证据等级：Ⅱ/Ⅲ）

现有的研究证据表明神经根压迫的程度和临床功能预后呈现负相关性。（证据等级：Ⅱ/Ⅲ）

目前并没有明确的临床证据证明患者年龄和药物或介入治疗的效果相关。（推荐等级：Ⅰ）

⊙问题17：药物或介入治疗在腰椎间盘突出症伴神经根病的效用比如何？

有研究认为经椎间孔ESIs具有较好的效用比。（无推荐等级）

（4）手术治疗

⊙问题18：是否存在一种临床症状或体征提示手术治疗腰椎间盘突出症伴神经根病预后良好？

若存在抑郁症，则应对患者进行术前评估。有精神抑郁症的患者术后功能预后较差。（推荐等级：B）

目前并没有明确的临床证据支持或反对术前患者症状持续时间和有马尾症状的腰椎间盘突出症伴神经根病功能预后相关。（推荐等级：B）

⊙问题19：ESIs或者选择性神经阻滞在后续手术治疗患者的选择中有何作用？

目前并没有关于该问题的相关研究。

⊙问题20：手术介入治疗的最佳时机？

对症状严重需要通过手术治疗的腰椎间盘突出症伴神经根病的患者，推荐在6个月内进行手术。现有证据表明早期手术介入（6月~1年）患者术后康复更快，长期神经功能预后更好。（推荐等级：B）

目前并没有明确的临床证据支持或反对对因椎间盘突出而出现运动功能障碍的患者行急诊脊柱手术治疗。（推荐等级：Ⅰ）

⊙问题21：椎间盘切除术治疗腰椎间盘突出症伴神经根病的疗效是否好于单纯的药物或介入治疗？

有证据表明对症状严重，需要手术治疗的腰椎间盘突出症伴神经根病患者，椎间盘切除术治疗缓解症状的效果好于药物或介入治疗。对临床症状轻微的患者，手术或药物介入治疗可以获得较好的短期及长期功能改善。（推荐等级：B）

对严格选择适应证的患者，自动经皮椎间盘切除术可以获得和开放椎间盘切除相似的效果。但该条目不适用于所有的患者。（证据等级：Ⅱ/Ⅲ）

目前并没有明确的临床证据支持或反对按脊疗法作为症状严重需要行椎间盘切除术患者的替代疗法。（推荐等级：Ⅰ）

⊙问题22：在临床中是否存在特定情况需要进行腰椎融合以获得良好的功能预后？

目前并没有明确的临床证据支持或反对对特定的腰椎间盘突出症伴神经根病患者行脊柱融合术。（推荐等级：Ⅰ）

⊙问题23：不同手术入路治疗腰椎间盘突出症伴神经根病是否存在不同的临床预后或并发症？

当患者具有手术指征时，选择切除骨块减压或激进的椎间盘切除减压均可，因二者的再突出率不存在显著差异。（推荐等级：B）

目前并没有明确的临床证据支持或反对骨切除术或椎间盘切除术可以缓解需要手术治疗的腰椎间盘突出症伴神经根病患者的慢性腰痛症状。（推荐等级：Ⅰ）

对需要手术治疗的腰椎间盘突出症伴神经根病患者，椎间盘镜治疗可以获得和开放椎间盘手术治疗相同的效果。（推荐等级：B）

目前并没有明确的临床证据支持或反对内侧关节突关节切除术治疗腰椎间盘突出症伴神经根病可以改善功能预后。（推荐等级：Ⅰ）

目前并没有明确的临床证据支持或反对新的手术入路治疗极外侧椎间盘突出而造成的神经根病。（推荐等级：Ⅰ）

目前并没有明确的临床证据支持或反对通道椎间盘切除术可以获得较开放椎间盘切除术更好的功能预后。（推荐等级：Ⅰ）

目前并没有明确的临床证据支持或反对腰椎减压术后应用糖皮质激素或/和芬太尼可以改善患者短时间内围手术期疼痛。（推荐等级：Ⅰ）

不推荐腰椎减压术后应用糖皮质激素或/和芬太尼改善患者术后长期的疼痛。（推荐等级：B）

目前并没有明确的临床证据支持或反对腰椎减压术后在减压部位局部应用脂肪皮瓣覆盖。（推荐等级：Ⅰ）

目前并没有明确的临床证据支持或反对Oxiplex/SP gel or ADCON-L在椎间盘切除术中的应用。（推荐等级：Ⅰ）

⊙问题24：手术治疗的短期（1~4年）及长期（大于4年）功能预后情况如何？

对需要手术治疗的腰椎间盘突出症伴神经根病患者，减压手术较药物或介入治疗可以提供更好的短期症状缓解。（推荐等级：B）

减压手术可以提供长期的症状缓解。但需要注意的是，对于部分患者（23%~28%）术后可能出现慢性背痛或腿痛症状。（证据等级：Ⅳ）

⊙问题25：不同医疗机构手术治疗腰椎间盘突出症伴神经根病的临床功能预后或者并发症是否存在差异？

目前并没有关于该问题的相关研究。

（5）脊柱手术治疗的价值

⊙问题26：手术治疗腰椎间盘突出症伴神经根病的效用比如何？

目前有较多研究结果提示手术治疗对严格选择手术适应证的患者具有较好的效用比。

⊙问题27：不同手术入路是否会影响腰椎间盘突出症伴神经根病的治疗获益？

目前并没有关于该问题的相关研究。

⊙问题28：不同医疗机构是否会影响腰椎间盘突出症伴神经根病的治疗获益？

目前并没有关于该问题的相关研究。

说明：指南中推荐等级与证据等级的关系见表1。

表1　推荐等级与证据等级的关系

推荐等级	证据等级
A：推荐	Ⅰ级研究且文献结果有一致性
B：建议	Ⅱ级或Ⅲ级研究且文献结果有一致性
C：可以考虑	Ⅳ级或Ⅴ级证据
Ⅰ：证据不足无法支持或反对	证据不足或相互矛盾

注：证据等级中Ⅰ级指高质量随机对照试验（RCT）或系统评价；Ⅱ级指低质量RCT、系统评价、前瞻性对照试验；Ⅲ级指回顾性对照研究、病例对照研究、系统评价；Ⅳ级指病例系列；Ⅴ级指专家共识

2. 荷兰大学坐骨神经痛临床诊疗指南

【诊断】

（1）检查、排除红旗征的情况，例如恶性肿瘤、骨质疏松性骨折、脊神经根炎和马尾综合征。

（2）采集病史以确定病变的部位，严重程度，肌力下降的程度，感觉功能障碍，持续时间，发病过程，咳嗽、休息、运动的影响，日常活动的结果等。

（3）体格检查，包括神经系统体格检查，比如直腿抬高试验（Lasegue征）。

（4）对于皮节区感觉异常、直腿抬高试验阳性、肌力下降或感觉功能障碍

的患者，进行以下试验：反射（跟腱放射或膝跳反射）、足与足趾内侧与外侧的感觉、蹬趾背伸肌力、足趾和足跟着地行走（比较左右差异）、健侧直腿抬高试验。

（5）影像学和实验室检查只有在发现红旗征时才有指征，对于怀疑椎间盘突出症的患者没有意义。

【治疗】

（1）向患者解释出现症状的原因，并使患者确信随着时间的延长不采取特殊的措施，症状也会减轻。

（2）建议患者保持活动，继续进行日常活动；卧床休息几个小时可以使症状缓解一些，但并不会使其更快痊愈。

（3）必要时给予药物治疗，通常按照以下4步：对乙酰氨基酚；非甾体类抗炎药；曲马多、对乙酰氨基酚或非甾体类抗炎药联合可待因；吗啡。

（4）对于出现马尾综合征或急性严重的局部麻痹或局部麻痹进行性加重（几天内）应立即转诊给神经外科医生。

（5）对于顽固的根性痛（吗啡无效）或保守治疗6~8周后疼痛仍不能缓解的患者，应转诊给神经科医生、神经外科医生或骨科医生，考虑进行手术治疗。

（杨海洲　马智佳　马奇翰）

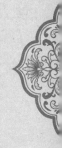

第二章

中医学对腰椎间盘突出症的认识

第一节　病因病机

　　腰椎间盘突出症以腰背部疼痛、活动受限为主要表现。腰椎间盘突出症在中医学中属于"腰痛""腰腿痛""痹证"等范畴，中医古籍中已有许多对腰痛的论述。《素问·刺腰痛》记载了引起腰痛的各种原因、症状和治法，如"足太阳脉令人腰痛，引项脊尻背如重状，刺其郄中……足少阴令人腰痛，痛引脊内廉，刺少阴于内踝上二痏"。隋代巢元方《诸病源候论》是我国第一部中医病理专著，对腰痛列述了8种证候，"肾气不足，受风邪之所为也。劳伤则肾虚，虚则受于风冷，风冷与真气交争，故腰脚疼痛"。《丹溪心法》："腰痛主湿热、肾虚、瘀血、挫闪、有痰积。"明代张璐《张氏医通·肩背痛》："肩背痛，脊强，腰似折，项似拔，此足太阳经气不行也。"

　　中医学强调"气、血"的功能，认为腰痛的产生主要是局部气血运行失常，"不通则痛、不荣则痛"。外伤及风寒湿邪是导致本病的外因，又与内在肝、肾功能的亏虚关系密切。在治疗方面，则很重视处理好扶正和祛邪、局部与整体几个方面的辨证关系，重视调理气血、疏通经络。中医在治疗腰痛时十分注重肝、肾功能的改变，特别是肾脏，因"肾为先天之本""腰为肾之府"，故调理好肝、肾功能是治疗腰痛的重要环节。

一、病因

1.筋伤脉损、气血瘀滞

　　"腰者一身之要，屈伸俯仰，无不由之"。因此，临床上这种腰痛十分多见。

外伤直接损伤筋脉而形成血瘀，或离经之血成瘀，致络脉阻塞不通；或瘀血不去，新血不生，致经脉失养。这些因素均可导致腰痛。《杂病源流犀烛·跌扑闪挫源流》："跌扑闪挫，卒然身受，由外及内，气血俱伤病也。"

因此，这一类腰痛按中医辨证分型，大致可分为气滞络阻型、瘀血内积型。常见于急性腰肌劳损、腰骶关节急性扭伤、腰椎间盘突出症、腰椎后关节滑脱等。

2.寒湿外袭、内外合邪

患者由于时令突变、居所湿冷、起居无常、冒雨涉水、坐卧湿地，导致风寒湿热之邪由腠理而入。寒为阴邪，流注经脉、筋骨、关节，脉络痹阻不通，着筋蚀骨而发病。"阴盛则阳病"，所以寒邪最易损伤人体阳气。故寒邪侵袭人体往往会使经脉气血凝结、阻滞，从而出现各种疼痛症状。湿为阴邪，"湿盛则阳微"，故湿邪易阻滞气机，损伤阳气；湿性重浊，留滞关节、经络，可见关节疼痛重着。患者感受寒湿之邪，病邪性质可相互转化。寒湿留恋不去，久郁可化生湿热，如《顾松园医镜》曰："邪郁病久，风变为火，寒变为热，湿变为痰。"邪气稽留不解，久蓄成毒。寒、湿、热、瘀、痰、毒诸邪痹阻腰府、督脉、筋骨、经络，致腰背活动受限、僵直，甚则日久而致龟背、关节畸形。

3.肝肾亏虚

中医认为，腰痛多为肾虚或肝肾两虚所致。肾主藏精，主骨生髓，是肾的主要生理功能。肝主藏血，主筋，筋靠肝血营养，是肝的主要生理功能。"肾为先天之本"，其功能主藏精，主水。肾内藏有元阴、元阳，只宜固藏，不宜耗泄，往往因为耗泄而显虚证。明代张景岳《景岳全书》曰："腰痛之虚证，十居八九"，揭示了肝肾在本病发病上的重要性。《素问·上古天真论》："肾者主水，受五脏六腑之精而藏之。"所藏精气包括"先天之精"和"后天之精"。先天之精与生俱来，是禀受于父母的生殖之精。后天之精来源于摄入的饮食。先天之精与后天之精相互依存，互为根本。先天之精需后天之精的不断充养，后天之精又有赖于先天之精的激发、滋养而得以不断摄入化生，即"两神相搏，合而成形，常先身生，是谓精"（《灵枢·决气》）。过度劳累，或房事不节，或年老体衰，或久病体虚，或先天禀赋不足致使肾精亏虚，腰部筋脉失于濡养发为腰痛。常见于腰背肌劳损、增生性脊柱炎、第三腰椎横突综合征、腰椎后关节紊乱症等。

二、病机

腰为肾之府，诸脉多贯于肾而络于腰背。因此，凡由年高、久病、劳倦过度、情志所伤、房事不节致使肾精亏虚、腰府失养，或由外邪侵袭、跌仆闪挫致使腰部经络气血运行不畅等都可导致腰痛。诚如《严氏济生方》所言"腰者肾之腑，转摇不能肾将惫矣。审如是说，则知肾系于腰，多因嗜欲过度，劳伤亦致濡细治，又论：夫腰痛者属乎肾也。多因劳役伤肾，肾脏气虚，风寒冷湿得以袭之"。又从《中医内科学》关于腰痛病症的论述中可知外感腰痛的主要病机是外邪痹阻经脉，气血运行不畅；内伤腰痛大多由肾精亏虚，腰府失养所致。

肾精亏虚、腰府失养为本。《素问》云："正气存内，邪不可干……邪之所凑，其气必虚。"腰为肾之府，腰府发病，多为肾精亏虚不能固气以御外邪。结合临床可知，腰痛患者大多为重体力劳动者，有明显的职业倾向，如司机、护士、飞行员等；生活不规律、房事不节及年老体虚者亦多有腰痛。肾藏精，为封藏之本，房事不节致肾精过度消耗，根本动摇；随年龄的增长肾气亏虚，精血衰少不能濡养、温煦腰府，不荣则痛。

瘀血痹阻为标。《中医大辞典》记载："瘀血是指血液瘀滞体内，包括溢出经脉外而积存于组织间隙的，或因血液运行受阻而滞留于经脉内以及瘀积于脏腑器官。"腰部常因外邪侵袭、跌仆闪挫等导致瘀血的产生。如阴寒之邪侵袭肌表，其性收敛，郁遏卫阳，凝滞营阴，则血液凝涩而运行不畅，导致血液在腰部瘀积不散，形成瘀血。外伤则致使脉管破损而出血，血溢脉外，壅滞经络，若不能及时排出而留积于体内则成瘀血。血为气之母，可以载气，而瘀血一旦生成，必然会影响气的运行，正所谓"血瘀必兼气滞"；气又为血之帅，气滞必然会导致局部或全身的血液运行不畅。故而形成恶性循环，使所伤之处气血凝滞发为疼痛。正如《金匮翼·腰痛》所言"盖腰者一身之要……若一有损伤，则血脉凝涩，经络壅滞，令人卒痛，不能转侧"。

三、《内经》与腰痛的辨证

《内经》将疾病大致分成阴阳两类，即"夫邪之生也，或生于阴，或生于阳。其生于阳者，得之风雨寒暑；其生于阴者，得之饮食居处，阴阳喜怒"。阴阳的分类作为早期疾病分类的基础与原则，到汉代张仲景据此发挥，把疾病分为三类，《金匮要略·脏腑经络先后病脉证》云："千般疢难，不越三条：一者，经络受邪，入脏腑，为内所因也；二者，四肢九窍，血脉相传，壅塞不通，为外皮肤所中也；三者，房室、金刃、虫兽所伤。以此详之，病由都尽。"此种划分标准与《内经》中划分标准极其切合，且应用于痛证的辨证治疗时更加切合实用，因而以下用《金匮要略》所述致病三因为纲，分析《内经》中与腰痛有关的病因病机，以求更好探究《内经》的辨证方法和更好地了解疾病生成传变的机制。

（一）经络受邪，入脏腑

1.经络病

（1）十二正经：《灵枢·经脉》提到两条与腰有直接联系的经脉，即膀胱经和肾经。《灵枢·经脉》："膀胱足太阳之脉，起于目内眦……还出别下项，循肩髆内，挟脊抵腰中，入循膂，络肾属膀胱……其支者，从髆内左右别下贯胛，挟脊内，过髀枢……至小指外侧。"足太阳膀胱经起于目内眦，向上交会于头顶，其中一条支脉下行后项部，从脊柱两侧下行到达腰部，进入脊旁肌肉，联络肾经入属膀胱经。另外，还有一条支脉亦沿肩髆内侧，从左右两侧下行，经髋关节，最后到小趾外侧与肾经相合。膀胱经有两条支脉与腰部直接联系。《灵枢·经脉》："肾足少阴之脉，起于小指之下……出腘内廉，上股内后廉，贯脊属肾络膀胱；其直者，从肾上贯肝膈……注胸中。"足少阴肾经起于小趾下，斜走足心，沿小腿内侧向上至大腿内侧的后缘，贯穿脊柱入属肾而络膀胱，从肾脏上行至舌根，其支脉注胸中。《素问·刺疟》提到足太阳及足厥阴的疟证导致腰痛的例子，"足太阳之疟，令人腰痛头重，寒从背起，先寒后热，熇熇暍暍然，热止汗出……足厥阴之疟，令人腰痛少腹满，小便不利如癃状，非癃也，数便，意恐惧，气不足，腹中悒悒，刺足厥阴"。足厥阴肝经之循行虽未直接表明与腰部的关系，但其在上述的足厥阴疟证中有腰痛表现。《灵枢·经脉》是动病中也明确提到经脉与腰痛的关系，"是动则病腰痛不可以俯仰"。

（2）奇经八脉：奇经中与腰联系密切的有督脉、任脉、冲脉、阳维脉、带脉。《素问·骨空论》提到督脉的循行及病症，"督脉为病，脊强反折。督脉者，起于少腹以下骨中央……上股内后廉，贯脊属肾……循肩髆内，侠脊抵腰中，入循膂络肾"。督脉起于小腹下面的骨中央，女子则系尿道孔尖端，沿生殖器合于在会阴部，绕至其后侧，有一条支脉与膀胱经一同与肾经交会，至臀部上面，贯穿脊柱，另有一支络脑后又出来沿脊柱两旁到达腰部。其病可见脊柱强直，角弓反张。《灵枢·五音五味》介绍了任脉、冲脉的循行，"冲脉、任脉，皆起于胞中，上循背里，为经络之海"。任脉和冲脉都起于胞中，沿脊背向上行，是经脉的汇集之海。《灵枢·逆顺肥瘦》再次描述了冲脉的循行和功能，"夫冲脉者，五脏六腑之海也，五脏六腑皆禀焉……其下者，注少阴之大络，出于气街，循阴股内廉，入腘中，伏行骭骨内……其下者，并于少阴之经，渗三阴"。冲脉是十二经脉和五脏六腑之海，五脏六腑都禀受冲脉的濡养。其中有一支注足少阴肾经络脉，与之并行而络于腰脊；另一支则与肾经并行，精气灌渗三阴。《灵枢·经别》："足少阴之正，至腘中，别走太阳而合，上至肾，当十四椎，出属带脉"，关于带脉《内经》中无明确介绍，而在《难经》中则提到带脉环身一周，"带脉者，起于季胁，回身一周"。另外，《素问·刺腰痛》提到阳维之脉亦可引起腰痛，"阳维之脉令人腰痛，痛上怫然肿。刺阳维之脉，脉与太阳合腨下间，去地一尺所"。

（3）经别：《灵枢·经别》："足太阳之正，别入于腘中，其一道下尻五寸，别入于肛，属于膀胱，散之肾，循膂，当心入散；直者，从膂上出于项，复属于太阳，此为一经也。"足太阳膀胱经别出而行的正经一支进入腘窝中央，另一支上行至骶骨下五寸别入肛门，属膀胱而络肾，循膂脊上行入心，而直行的经脉则从膂脊肌肉向上至颈项，合于本经。《灵枢·经别》："足少阴之正，至腘中，别走太阳而合，上至肾，当十四椎，出属带脉"。足少阴肾经别出而行的正经进入腘窝中分出一支与膀胱经相合，向上到肾脏，在十四椎附近出属带脉。

（4）经筋：足经的经筋除了足厥阴经筋外，其余五经均与腰脊直接联系。《灵枢·经筋》"足太阳之筋，起于足小指……与腘中并上结于臀，上挟脊上项"；"足少阳之筋，起于小指次指……上走髀，前者结于伏兔之上，后者结于尻"；"足阳明之筋，起于中三指……直上结于髀枢，上循胁，属脊；其直者，上循骭，结于膝"；"足太阴之筋，起于大指之端内侧……其内者，著于脊"；"足少阴之筋，起于小指之下……循脊内挟膂"。由此可见，足太阳之筋结于臀部，沿脊柱两侧上行至项；足少阳之筋结于腰尻；足阳明之筋结于髀枢，与脊背部相属；足太阴之筋附于脊旁；足少阴之筋沿脊柱夹脊旁肌肉上行。

（5）络脉：《灵枢·经脉》："足少阴之别，名曰大钟，当踝后绕跟……下外贯腰脊。其病气逆则烦闷，实则闭癃，虚则腰痛，取之所别者也。"足少阴肾经的络脉大钟，起于足内踝，环绕足跟，其循行过程中，向外贯穿腰脊间，"其病可见"虚则腰痛"。《灵枢·经脉》："督脉之别，名曰长强，挟膂上项，散头上，下当肩胛左右，别走太阳，入贯膂。实则脊强，虚则头重……"督脉分出来的络脉长强，沿脊背向上到颈部，并别走膀胱经，贯入腰脊部肌肉，其邪气实时表现为脊背部肌肉强直。

综上可知，在经脉循行上与腰部有直接联系的经脉有膀胱经、肾经、督脉、任脉、冲脉、阳维脉、带脉，而肝经在是动所生病和足厥阴疝证中均亦提到腰痛。膀胱经与肾经的经别亦与腰部有直接关联，肾经的络脉大钟与督脉的络脉长强亦在循行上与腰部直接相连，且在其络脉病候上都明确提出了腰痛的症状。此外，足六经的经筋除足厥阴肝经外均与腰部有直接相关性，而在经筋病的病候中也大都涉及腰部病候。

2.脏腑病

（1）肾与腰痛：《素问·脉要精微论》曰："腰者，肾之府，转摇不能，肾将惫矣。"又曰："肾脉搏坚而长，其色黄而赤者，当病折腰。"腰为肾之府，腰部不能转动，说明肾气衰惫。太溪脉搏手，坚长，面色赤黄，当有腰痛如折的感觉，说明了肾与腰的生理病理关系。而在《素问·金匮真言论》中亦有类似论点："北风生于冬，病在肾，俞在腰股。"肾与冬气相应，同气相求，病在肾，腰为肾之府，则痛在腰，肾病是腰痛的重要内在因素。此外，《素问·刺热》《素问·刺疟》《素问·咳论》《素问·痿论》等也提及肾与腰的相关性。《素问·刺热》："肾热病者，先腰痛骱酸，苦渴数饮身热。热争则项痛而强，骱寒且酸，足下热，不欲言，其逆则项痛员员澹澹然。"《素问·刺疟》："肾疟者，令人洒洒然，腰脊痛宛转，大便难，目眴眴然，手足寒，刺足太阳少阴。"《素问·咳论》："肾咳之状，咳则腰背相引而痛，甚则咳涎。"《素问·痿论》："肾气热，则腰脊不举，骨枯而髓减，发为骨痿。"此4篇中，均明确提出肾病时腰部的表现，即肾热病时先表现为腰痛，小腿酸痛，口干多饮，身热不休等；肾疟病时则表现出恶寒怕冷，腰疼痛，痛则辗转反侧，大便困难，目眩，四肢冷等；肾咳发病时，咳则引腰背作痛，甚者咳出涎沫；骨痿发病时，则见腰脊疼痛不举，髓液减少，骨质干枯。此4篇中虽病名不同，病因各异，但其相同点则是与肾均有相关性，而肾病的外在表现则都明确提及腰痛、腰背痛等，正如前文所说"肾者，腰之府""病在肾，俞在腰股"。

1）肾的生理：肾的生理主要表现在生长发育生殖，乃至蛰藏精气等。《素问·上古天真论》中详细阐述肾的生理："女子七岁，肾气盛，齿更发长……丈夫八岁，肾气实，发长齿更。二八，肾气盛，天癸至，精气溢泻，阴阳和，故能有子……八八，则齿发去。"女子7岁肾气盛，14岁天癸至，任脉通，太冲脉盛，月经应时而行，故有生育能力。49岁时，天癸枯竭，月经断绝，形体衰惫，便不能再生育。而男子8岁，肾气实。64岁时，天癸枯竭，齿发皆落，形体衰老，丧失了生育能力。可见肾气是生长发育生殖的根本。人之由小到少，由壮至老，形体的盛衰，皆由肾气盛衰决定。"肾者主水，受五脏六腑之精而藏之，故五脏盛，乃能泻。今五脏皆衰，筋骨解堕，天癸尽矣。故发鬓白，身体重，行步不正，而无子耳"则直接指出肾气受五脏六腑之精并藏之的作用，天癸尽则五脏衰，发鬓斑白，身体沉重而步履蹒跚。"有其年已老而有子者何也……此其天寿过度，气脉常通，而肾气有余也"指出年老尚可有子者，其肾气足，气脉通，其享受的天年亦高于常人，此段亦从侧面解释了肾气在整个生长生殖发育乃至衰老过程中的重要作用。《素问·六节藏象论》："肾者，主蛰，封藏之本，精之处也。"中医历来重视精的作用，肾是元阴元阳蛰藏的地方，其荣华表现于头发，其功能是充实骨髓，与冬气相应。《灵枢·本神》曰："故五脏，主藏精者也，不可伤，伤则失守而阴虚，阴虚则无气，无气则死矣。"

2）肾的病理：肾的病理变化多为不足，多因虚致病。《灵枢·五癃津液别》曰："五谷之津液和合而为膏者，内渗入于骨空，补益脑髓，而下流于阴股。阴阳不和，则使液溢而下流于阴，髓液皆减而下，下过度则虚，虚故腰背痛而胫酸。"如果阴阳不调，则阴液下流于阴窍，髓液减少，真阴亏虚，从而出现腰痛、足胫酸软的症状。"肾不生则髓不能满"（《素问·逆调论》）阐述肾与骨髓的关系，即肾生则骨髓满，而肾不足则骨髓空虚，而见脑转耳鸣、腰痛缠绵不休诸症。

3）肾与情志：《灵枢·本神》："肾盛怒而不止则伤志，志伤则喜忘其前言，腰脊不可以俯仰屈伸，毛悴色夭，死于季夏；恐惧而不解则伤精，精伤则骨酸痿厥，精时自下。"大怒不止会令肾脏受伤，而肾藏志，志伤则会令人记忆力减退，同时身体上表现为不能够前后俯仰或屈伸，毛发憔悴，皮肤枯槁，在长夏季节会加重。因肝在志为怒，子病及母，故大怒则伤肾，而长夏季节是脾土主令，土盛而肾水衰，则土旺乘水而病重。恐惧日久不解就会直接伤到肾脏，而肾藏精，肾伤精液自泻，不能流注诸节，导致骨节酸痛、四肢冰冷或痿软无力。《素问·阴阳应象大论》也提及"恐伤肾"。

4）肾与五运六气：《素问·五常政大论》分别论述了五运中水太过与不及对肾的影响，"涸流之纪，是谓反阳……其病痿厥坚下，从土化也，少羽与少宫同，上宫与正宫同，其病癃闭，邪伤肾也，埃昏骤雨，则振拉摧拔，眚于一，其主毛显狐狢，变化不藏"；"流衍之纪，是谓封藏……政过则化气大举，而埃昏气交，大雨时降，邪伤肾也。故曰：不恒其德，则所胜来复，政恒其理，则所胜同化。此之谓也"。涸流之纪，即在辛未、辛巳、辛卯、辛酉、辛亥、辛丑之年，水运不及，阴气不于它脏腑波及，而肾独病者少，多脏腑同病者多。水不及，阳气伐之，水不及而土乘之，水不及则肾气不化，邪易伤正，见痿厥、癃闭诸症；而在流衍之纪，丙子、丙寅、丙戌、丙申、丙午、丙辰之年，水运太过，阴气大行，万物封藏，水运太过，火受其害，土气复之，埃昏气交，大雨时降，而湿邪伤肾。运气流转不休，一年之中特定疾病的发病率会提高，且其所病类似，此时要考虑运气对人体的影响，而对肾及腰影响更大的是水运的太多与不及，辛未、辛巳、辛卯、辛酉、辛亥、辛丑之年水病不及，而丙子、丙寅、丙戌、丙申、丙午、丙辰之年水运太过。《素问·至真要大论》："诸寒收引，皆属于肾。"六气之中寒冷收引之象皆与肾相关，寒与肾同气，故肾病多见虚寒。"湿气大来，土之胜也，寒水受邪，肾病生焉"。由此可见，肾病的发生多与湿气有关。经中太阴司天，及太阴胜复均明确提及湿淫对肾及腰的影响。《素问·五常政大论》："太阴司天，湿气下临，肾气上从，黑起水变，埃冒云雨，胸中不利，阴痿气大衰而不起不用。当其时反腰脽痛，动转不便也，厥逆。"太阴司天之时为乙丑、丁丑、己丑、辛丑、癸丑，乙未、丁未、己未、辛未、癸未之年，湿土下临，而肾水畏而上行，土胜水伤，肾病则见阴痿、腰脊痛、运动不利之症。《素问·至真要大论》："太阴司天，湿淫所胜，则沉阴且布，雨变枯槁。胕肿骨痛阴痹，阴痹者按之不得，腰脊头项痛，时眩，大便难，阴气不用，饥不欲食，咳唾则有血，心如悬，病本于肾。太溪绝，死不治。"胕肿骨痛、阴痹等均为肾病，而后所述腰脊痛、头项痛、眩晕，则与膀胱关系密切，而膀胱与肾相表里。咳唾则出血，心若悬状，其病位直言在肾。太阴湿热偏胜亦对肾及腰有明显的影响，《素问·至真要大论》："太阴之胜……独胜则湿气内郁，寒迫下焦，痛留顶，互引眉间，胃满。雨数至，燥化乃见，少腹满，腰脽重强，内不便，善注泄，足下温，头重，足胫胕肿，饮发于中，胕肿于上。"

（2）其他脏腑与腰痛：《素问·脏气法时论》描述了心病的特点，"心病者，胸中痛，胁支满，胁下痛，膺背肩甲间痛，两臂内痛；虚则胸腹大，胁下与腰相引而痛"。心气虚弱则胸腹部肿大，胁下与腰部牵引作痛，而后对肺病的介绍也提及了咳嗽气喘肩背痛,腰尻阴部,下肢作痛,《素问·脏气法时论》:"肺病者,喘咳逆气,肩背痛,汗出,尻阴股膝,髀腨胻足皆痛;虚则少气不能报息,耳聋嗌干",肺脏有病,出现喘咳气逆、肩背部疼痛等症状。《素问·刺热》:"脾热病者,先头重颊痛,烦心颜青,欲呕身热。热争则腰痛不可用俯仰,腹满泄,两颔痛。"脾脏发生热病,其特点是首先感觉头重,两颊痛,心烦,面色发青,身热,欲呕。当热邪入脏,与正气相争时,则腰痛不可俯仰。《灵枢·邪气脏腑病形》:"小肠病者,小腹痛,腰脊控睾而痛",小肠病时,会伴随小腹痛及腰脊部牵引前阴作痛。《灵枢·四时气》:"小腹控睾、引腰脊,上冲心,邪在小肠"。《素问·五脏生成》:"青脉之至也,长而左右弹,有积气在心下支肤,名曰肝痹,得之寒湿,与疝同法,腰痛足清头痛。"肝痹症见患者面色发青,脉搏长而有力,为心下部有积气,令胸胁胀满,此得之于寒湿之气,与疝病的病因类似,而又有腰痛、足冷、头痛的症状。《素问·标本病传论》记载:"肝病……三日腰脊少腹痛,胫酸……脾病身痛体重;一日而胀,二日少腹腰脊痛,胫酸……肾病少腹腰脊痛,胻酸……胃病胀满;五日少腹腰脊痛……膀胱病小便闭;五日少腹胀,腰脊痛。"《灵枢·胀论》提及肾和小肠的胀病致腰痛,"肾胀者,腹满引背央央然,腰髀痛……小肠胀者,少腹䐜胀,引腰而痛"。

综上,肝、心、脾、肺、肾五脏及小肠、胃、膀胱,都与腰痛的发生有直接或间接的关系。临床上治疗腰痛,需明确脏腑之间的生克关系及腰痛的根本原因,治病求本,正中靶心才能提高疗效。

(二)四肢九窍,血脉相传,壅塞不通

1.正邪与发病

正气不足是致病的内在因素,故而有"邪之所凑,其气必虚"《素问·评热病论》,以及"正气存内,邪不可干"《素问·刺法论》的论点。与上文有同样论点的尚有"风雨寒热,不得虚,邪不能独伤人。卒然逢疾风暴雨而不病者,盖无虚,故邪不能独伤人,此必因虚邪之风,与其身形,两虚相得,乃客其形。"风雨寒热不能单独伤人,身体盛壮而无虚弱之处的人即使突然遭受邪风暴雨亦可安然无事。而时常患腰痛病的人,可能由于先天肾气不足,或有外伤史,或长期姿势不正确导致腰部相对虚弱,故逢邪气之来便患腰痛。

2.百病始生

《素问·至真要大论》:"夫百病之生也,皆生于风寒暑湿燥火,以之化之变

也。"百病皆生于风寒暑湿燥火，或由此传导变化而来。风、寒、暑、湿、燥、火本是自然界六种气候变化的变现，其与阴阳变化、岁月更迭息息相关，春风、夏暑、长夏湿、秋燥、冬寒，其在正常之时为六气，是人类得以生存的必要条件。而六气的变化太过或不及，超过人体正常的适应能力，则被称为六淫，因六淫为人体生病的致病因素，故又称之为六邪。六淫邪气中对腰痛有较大影响的主要是风、寒、湿、热四种邪气，正如《素问·痹论》所言："风寒湿三气杂至，合而为痹也。其风气胜者为行痹，寒气胜者为痛痹，湿气胜者为著痹也。"风气善行数变，常为百病之长；寒邪最伤阳气，令人收引作痛；湿气重浊，黏腻不行；热邪则更具有消耗性。以下重点论述。

（1）风淫所胜：《素问·生气通天论》提出风为百病之始，"故风者，百病之始也"。《素问·风论》有相同论点，"故风者百病之长也，至其变化乃为他病也，无常方，然致有风气也"。风为春之主气，六淫之首，多为外邪伤人之先导，故有风为"百病之长"的说法，且常与他邪合而为病。其合寒，则为风寒；合于热，则为风热；合于湿，则为风湿。

风邪作为人体致病因素，其性善行。《素问·骨空论》提到风邪客于不同部位的表现及治法，风邪袭表则表现为发热恶寒，汗出恶风，而风客于腰则病腰痛不能转侧摇动，"风从外入，令人振寒，汗出头痛，身重恶寒……腰痛不可转摇，急引阴卵，刺八髎与痛上，八髎在腰尻分间"。风客于肾则为肾风，《素问·风论》描述了肾风的表现，"肾风之状，多汗恶风，面痝然浮肿，脊痛不能正立，其色炲，隐曲不利，诊在肌上，其色黑"。肾风可出现汗多恶风、面部水肿、腰脊疼痛不能站立、面色黑、二便不通等症。

（2）寒淫所胜：《素问·至真要大论》云："诸病水液，澄澈清冷，皆属于寒。"又云："诸寒收引，皆属于肾。"肾属水，其化寒，寒的特点是令皮肤收紧而腠理闭塞，"寒则皮肤急而腠理闭"（《灵枢·岁露论》）。《素问·举痛论》亦有相同的论点，"寒则气收"。故《素问·热论》提出伤寒的第一阶段太阳受病，表现出头项及腰脊背部收引强痛，"伤寒一日，巨阳受之，故头项痛，腰脊强"。《素问·痹论》提到寒的特性是令人作痛，"痛者，寒气多也，有寒故痛也"。《素问·举痛论》也有同样的观点，寒气入于经中收引令血液稽迟而不行，令人猝然作痛，"经脉流行不止，环周不休，寒气入经而稽迟，泣而不行，客于脉外则血少，客于脉中则气不通，故卒然而痛"。《素问·疟论》提到太阳虚则邪入而腰背头项部疼痛，三阳都虚则阴气盛，而寒从内生而骨节寒冷而痛，"巨阳虚，则腰背头项痛；三阳俱虚则阴气胜，阴气胜则骨寒而痛"。寒为冬之主气，性阴而伤阳，其性收引，收引作痛，"寒气胜者为痛痹"（《素问·痹论》），其客于腰则为腰痛，在表发为头项腰背痛，或阴寒由内生而发为骨节寒冷作痛。

（3）湿淫所胜：湿为长夏主气，其性重浊，喜伤人下部，"伤于湿者，下先受之"（《素问·太阴阳明论》）。《素问·阴阳应象大论》认为感受地上的湿气则会伤害到人的皮肉筋骨，"地之湿气，感则害皮肉筋脉"。湿为阴邪，其性重浊，"其湿气胜者为着痹"。《内经》中多处提及湿淫致腰痛的现象，《素问·五常政大论》："太阴司天，湿气下临……反腰脽痛，动转不便也，厥逆。"《素问·至真要大论》："太阴司天，湿淫所胜……阴痹者，按之不得，腰脊头项痛，时眩，大便难……岁太阴在泉，湿淫所胜……目似脱，项似拔，腰似折，髀不可以回，腘如结，踹如别……太阴之胜……独胜则湿气内郁，寒迫下焦……少腹满，腰脽重强，内不便，善注泄，足下温，头重，足胫胕肿，饮发于中，胕肿于上。"

（4）热淫所胜：火热之邪作为一种耗散性的邪气，易煎灼脏腑津液。《素问·痿论》描述了骨痿的病症，因肾气热致腰背痛不能直立，髓液减少，"肾气热，则腰脊不举，骨枯而髓减，发为骨痿……有所远行劳倦，逢大热而渴，渴则阳气内伐，内伐则热舍于肾，肾者水脏也，今水不胜火，则骨枯而髓虚，故足不任身，发为骨痿。故《下经》曰：骨痿者，生于大热也"。

《素问·刺热》也提到脾热病、肾热病可导致腰痛，"脾热病者，先头重颊痛，烦心颜青，欲呕身热。热争则腰痛不可用俯仰，腹满泄，两颔痛……肾热病者，先腰痛胻痠，苦渴数饮，身热，热争则项痛而强"。

（三）房室、金刃、虫兽所伤

1. 房室

《灵枢》提及两段房劳及汗出入水中浴伤肾的论点，《灵枢·百病始生》："用力过度，若入房汗出浴，则伤肾。"《灵枢·邪气脏腑病形》："有所用力举重，若入房过度，汗出浴水，则伤肾。"肾主蛰藏精气，房事过度则会使髓液空虚，真阴亏虚，从而导致脑转耳鸣、腰痛缠绵不休诸症。

2. 外伤

《素问·刺腰痛》中提及衡络之脉令人腰痛的原因在于举起重物时伤害到腰部，有瘀血停留于此，"衡络之脉令人腰痛，不可以俯仰，仰则恐仆，得之举重伤腰，衡络绝，恶血归之"。《灵枢·贼风》论述外伤后瘀血停留体内，若此时喜怒不节，或饮食不适，或寒温不时都容易发病，若遇风寒则血气凝结而作痛，发为寒痹；若汗出当风，必因风邪侵入而病重。"若有所堕坠，恶血在内而不去。卒然喜怒不节，饮食不适，寒温不时，腠理闭而不通。其开而遇风寒，则血气凝结，与故邪相袭，则为寒痹。其有热则汗出，汗出则受风，虽不遇贼风邪气，必有因加而发焉"。

第二节　诊治要点

一、诊断依据

1.有腰部外伤、慢性劳损或感受寒湿史。大部分患者在发病前有慢性腰痛史。

2.常发生于青壮年。

3.腰痛向臀部及下肢放射，腹压增加（如咳嗽、喷嚏）时疼痛加重。

4.脊柱侧弯，腰椎生理曲度消失，病变部位椎旁有压痛，并向下肢放射，腰活动受限。

5.下肢受累神经支配区有感觉过敏或迟钝，病程长者可出现肌肉萎缩。直腿抬高或加强试验阳性，膝、跟腱反射减弱或消失，踇趾趾背伸力减弱。

6.X线检查：脊柱侧弯，腰椎生理前凸消失，病变椎间盘可能变窄，相邻边缘有骨赘增生。CT检查可显示椎间盘突出的部位及程度。

二、辨证分型

1.风寒湿阻证

腰腿酸胀重着，时轻时重，拘急不舒，遇冷加重，得热痛缓，舌淡苔白滑，脉沉紧。

2.血瘀气滞证

腰腿痛如刺，痛有定处，日轻夜重，腰部板硬，俯仰旋转受限，痛处拒按，舌质暗紫，或有瘀斑，脉弦紧或涩。

3.湿热痹阻证

腰部疼痛，腿软无力，痛处伴有热感，遇热或雨天痛增，活动后痛减，恶热口渴，小便短赤，苔黄腻，脉濡数或弦数。

4.肝肾亏虚证

腰酸痛，腿膝乏力，劳累更甚，卧则减轻。偏阳虚者面色㿠白，手足不温，少气懒言，腰腿发凉，或有阳痿，妇女带下清稀，舌质淡，脉沉细；偏阴虚者，咽干口渴，面色潮红，倦怠乏力，心烦失眠，多梦或有遗精，妇女带下色黄味臭，舌红少苔，脉弦细数。

5.气血亏虚证

面色少华，神疲无力，腰痛不耐久坐，疼痛缠绵，下肢麻木，舌淡苔少，脉细弱。

三、辨证论治

1.风寒湿阻证

治法：祛风散寒，祛湿通络。

推荐方药：肾着汤加减，干姜、茯苓、白术、甘草等。或具有同类功效的中成药。

2.血瘀气滞证

治法：活血行气，通络止痛。

推荐方药：桃红四物汤加减，熟地黄、当归、白芍、川芎、桃仁、红花等。或具有同类功效的中成药。

3.湿热痹阻证

治法：清热祛湿，通络止痛。

推荐方药：四妙散加减，苍术、黄柏、牛膝、薏苡仁等。或具有同类功效的中成药。

4.肝肾亏虚证

治法：补益肝肾，通络止痛。

推荐方药：肾气丸加减，熟地黄、怀山药、山茱萸、牡丹皮、茯苓、泽泻、桂枝、附子（先煎）等。或具有同类功效的中成药。

5.气血亏虚证

治法：益气养血，温经通痹。

推荐方药：黄芪桂枝五物汤加减，黄芪、芍药、桂枝、生姜、大枣等。或具有同类功效的中成药。

四、疗效评定

（1）治愈：腰腿痛消失，直腿抬高70°以上，能恢复原工作。

（2）好转：腰腿痛减轻，腰部活动功能改善。

（3）未愈：症状、体征无改善。

（张国栋　马天翼　黄宋余　马智佳）

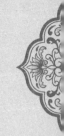

第三章
临床经验与验案评析

第一节 古代经验

一、《足臂十一脉灸经》

足太阳……其病：病足小指废，腨痛，郄挛……腰痛，挟脊痛……诸病此物者，皆灸太阳脉。

【按语】《足臂十一脉灸经》是我国现存最早的一部经脉学著作，惟书中只有"脉"字，尚无"经脉"一称。全书共分为两篇，首为《足（脉）》篇，次为《臂（脉）》篇，简要而完整地论述了人体11条脉的名称、循行径路、生理病理和灸法治疗。其与《灵枢·经脉》中十二经脉的理论有密切的渊源关系。本段描述足太阳脉的病变部位、症状、治疗方法，对临床有指导意义。

二、《素问·刺腰痛》

足太阳脉令人腰痛，引项脊尻背如重状，刺其郄中，太阳正经出血，春无见血。

少阳令人腰痛，如以针刺其皮中，循循然不可以俯仰，不可以顾，刺少阳成骨之端出血，成骨在膝外廉之骨独起者，夏无见血。

阳明令人腰痛，不可以顾，顾如有见者，善悲，刺阳明于骭前三痏，上下和之出血，秋无见血。

足少阴令人腰痛，痛引脊内廉，刺少阴于内踝上二痏，春无见血，出血太多，不可复也。

厥阴之脉令人腰痛，腰中如张弓弩弦，刺厥阴之脉，在腨踵鱼腹之外，循之累累然，乃刺之，其病令人善言，默默然不慧，刺之三痏。

解脉令人腰痛，痛引肩，目䀮䀮然，时遗溲，刺解脉，在膝筋肉分间郄外廉之横脉出血，血变而止。解脉令人腰痛如引带，常如折腰状，善恐，刺解脉，在郄中结络如黍米，刺之血射以黑，见赤血而已。

同阴之脉，令人腰痛，痛如小锤居其中，怫然肿，刺同阴之脉，在外踝上绝骨之端，为三痏。

阳维之脉令人腰痛，痛上怫然肿。刺阳维之脉，脉与太阳合腨下间，去地一尺所。

衡络之脉令人腰痛，不可以俯仰，仰则恐仆，得之举重伤腰，衡络绝，恶血归之，刺之在郄阳筋之间，上郄数寸，衡居为二痏出血。

会阴之脉，令人腰痛，痛上漯漯然汗出，汗干令人欲饮，饮已欲走。刺直阳之脉上三痏，在跷上郄下五寸横居，视其盛者出血。

飞阳之脉令人腰痛，痛上拂拂然，甚则悲以恐。刺飞阳之脉，在内踝上五寸，少阳之前，与阴维之会。

昌阳之脉令人腰痛，痛引膺，目䀮䀮然，甚则反折，舌卷不能言。刺内筋为二痏。在内踝上大筋前太阴后，上踝二寸所。

散脉令人腰痛而热，热甚生烦，腰下如有横木居其中，甚则遗溲。刺散脉，在膝前骨肉分间，络外廉束脉，为三痏。

肉里之脉令人腰痛，不可以咳，咳则筋缩急，刺肉里之脉为二痏，在太阳之外，少阳绝骨之后。

腰痛侠脊而痛至头几几然，目䀮䀮然僵仆，刺足太阳郄中出血。腰痛上寒，刺足太阳阳明；上热，刺足厥阴；不可以俯仰，刺足少阳；中热而喘，刺足少阴，刺郄中出血。

腰痛，上寒不可顾，刺足阳明；上热，刺足太阴；中热而喘，刺足少阴。大便难，刺足少阴。少腹满，刺足厥阴。如折不可以俯仰，不可举，刺足太阳。引脊内廉，刺足少阴。

腰痛引少腹控䏚，不可以仰，刺腰尻交者，两髁肿上。以月生死为痏数，发针立已，左取右，右取左。

【按语】本篇系《素问·刺腰痛》之全文，按足二阴、足三阳、奇经八脉之分类法，分别叙述腰痛在不同经脉出现的部位及症状，并阐明了不同经络病变所致的腰痛有不同的兼症，要选取不同腧穴、施以不同针刺手法而施治。在治疗过程中要根据四时脏气的盛衰决定针刺出血与否，从而提出了"无见血"的观点，以避免因刺血而造成相应经脉的亏虚。

三、孙思邈《备急千金要方》

腰痛不得俯仰者，令患人正立，以竹柱地，度至脐断竹，乃以度度背脊，灸竹上头处，随年壮。灸讫藏竹，勿令人知。

腰痛，灸脚跟上横纹中白肉际十壮，良。

又灸足巨阳七壮（巨阳在外踝下）。

又灸腰目髎七壮，在尻上约左右是。

又灸八髎及外踝上骨约中。

腰卒痛，灸穷骨上一寸七壮，左右一寸各灸七壮。

次髎，主腰下至足不仁。

【按语】此案用灸法治疗腰痛，取穴方法独特，灸背脊相当于命门穴。穷骨，《针灸集成》列作经外穴，名尾穷骨。在尾骨尖上1寸及其左右各1寸处，共3穴。

四、魏之琇《续名医类案》

张仲文传神仙灸法疗腰重，痛不可转侧，起坐艰难，及冷痹脚筋牵急，不可屈伸。灸曲𧿪两纹头，左右脚四处，各三壮，每灸一脚，二火齐下，艾炷才烧至肉初觉痛，便用二人两边齐吹至火灭。午时著灸，至人定以来，脏腑自动一二行，或转动如雷声，其疾立愈。此法神效，卒不可量也。

【按语】艾灸在燃烧过程中，产生的热效应，传递到经络系统，作用于人体五脏六腑、四肢百骸的病变部位，起到温经通络、活血除痹的功效，对腰痛有着较好的治疗效果。

舍弟腰疼，出入甚艰，余用火针，微微频刺肾俞，则行履如故。初不灸也，屡有人腰背伛偻，来觅点灸。予意其是筋病使然，为点阳陵泉，令归灸即愈。筋会阳陵泉也。然则腰疼，又不可专泥肾俞，不灸其他穴也。

【按语】"腰为肾之府"，为肾之经气转输敷布，故腰痛皆可取肾俞。肾俞为肾虚腰痛必取之要穴，然而如风寒湿邪或外伤扭闪所致的腰痛，需用宣痹通络、活血舒筋之法，不可局限于肾俞。

吴孚先治尹瑞之腰痛异常，从目内眦进药而愈。或问之，曰：是乃睛明穴也。在目内眦红肉中，其脉行足太阳经于腰背，下应足少阴通于心腹。腰背之痛，从睛明进药，良有奇验。

【按语】睛明属足太阳膀胱经，足太阳经起于目内眦，循行至头顶并入络脑；分支至耳上角，在枕部分出两支向下，分别循行分布于背、腰、臀部。《灵枢·脉经》里面有"足太阳经主筋所生病"之说，所以刺激足太阳膀胱经，可以治疗腰痛。睛明穴作为手足太阳经、足阳明经、阴跷脉、阳跷脉的交会穴，为膀胱经起始穴，具有沟通阴阳、调和气血、疏通经络的作用，所以刺激睛明穴有牵一发而动全身之妙，具有很好的治疗效果。

五、《张邵列传》

尝夜有鬼呻，声其凄怆，秋夫问何须？答言：姓某，家在东阳，患腰痛死，虽为鬼，痛犹难忍，请疗之。秋夫曰：云何厝法？鬼请为刍人，按孔穴针之。秋夫如言，为灸四处，又针肩井三处，设祭埋之。明日，见一人谢恩，忽然不见，当世服其通灵。

【按语】肩井属足少阳胆经，系手少阳、足少阳、足阳明与阳维脉之会。对于腰痛有确切的疗效。

六、金冶田《灸法秘传》

腰痛有四，当分灸之。如因房劳过度，则肾虚，灸肾俞穴。偶然欲跌则闪挫，灸气海穴。负重损伤，不能转侧，灸环跳穴。湿气下注，不能俯仰，灸腰俞穴。倘连腹而引痛者，灸命门穴则安。

【按语】《灸法秘传》是一本汇集银盏隔姜灸法、太乙神针、雷火针的临床实用型艾灸专著。对于腰痛，当辨证选穴，分因而治。房劳伤肾气，故可灸肾俞予以滋养；跌仆闪挫气滞而伤，故灸气海；环跳在股外侧部，以下肢屈髋屈膝跳跃时足跟可触及此穴而命名，负重损伤可灸之疏通经气；湿气下注于腰部，取督脉腰俞治腰背不能俯仰；连腹而引痛可能与肾脏有关，命门属肾，故而灸之。

七、杨继洲《针灸大成》

腰痛：肩井、环跳、阴市、三里、委中、承山、阳辅、昆仑、腰俞、肾俞。

腰疼难动：风市、委中、行间。

腰脊强痛：腰俞、委中、涌泉、小肠俞、膀胱俞。

腰脚痛：环跳、风市、阴市、委中、承山、昆仑、申脉。

腿膝酸疼：环跳、阳陵、丘墟。

风痹，足胻麻木：环跳、风市。

【按语】杨继洲临证经验丰富，精研深思，主张针灸药并用，组方严谨，取穴精少，且注重手法补泻。

八、王执中《针灸资生经》

阴包治腰尻引小腹痛……胞肓治腰痛恶寒……秩边治腰痛不能俯仰……委中治腰重不举体。白环俞治腰髋疼，脚膝不遂。肩井治因扑伤腰髋疼。腰俞治腰髋疼，脊强不得转。命门主腰腹相引痛。肺俞治腰背强痛。阴陵泉、大肠俞治腰痛。阳辅治腰如坐水。

【按语】《针灸资生经》是宋代以前针灸学的集大成之作。其对腰痛之不同症状对症取穴，用穴精少，殊为有效。

第二节　近代经验

一、董景昌治疗腰椎间盘突出症

【治疗】

（1）患部点刺放血。

（2）针明黄及上五寸、下五寸各一穴，共三针。

（3）灵骨、大白、中白、下白特效。

（4）腕顺一穴及上一寸一穴配正筋，正宗后会。

（5）七里穴、中加穴配驷马穴。

【按语】穴位可灵活运用，视病情而定。灵骨穴：手背拇指与食指叉骨间，第一掌骨与第二掌骨接合处，主治坐骨神经痛等；大白穴：灵骨穴下一寸二分，靠食指骨边，主治背痛等；中白穴：手背小指与无名指、掌骨之间，上五分处，主治腰痛，坐骨神经痛，膝盖痛等；下白穴：中白穴上一寸，主治同中白穴；腕顺一穴：小指掌骨外侧，距手腕横纹一寸五分，主治肾虚，坐骨神经痛等；

七里穴：在膝盖正中，直上七寸，外开三寸半；明黄穴：在大腿内侧正中央处。

二、承淡安治疗腰椎间盘突出症

背痛、背强、腰酸痛

【病因】背为太阳经之部分，其强其痛，都为太阳经气着寒或气滞。腰则肾主之，腰部酸痛，苟非跌仆挫闪所致，则皆当以肾虚治之。

【脉象与治疗】

（1）肩背疼：手三里针入五分，留捻二分钟。

（2）肩髃：针入五分，留捻二分钟。

（3）背连胛疼：昆仑针入四分，留捻二分钟。绝骨针入四分，留捻二分钟。肩井针入四五分，留捻三分钟。

（4）背疼：膏肓俞针入三分，留捻一分钟，再灸五七壮。

（5）背强：哑门针入三分，留捻一分钟。人中针入二分，留捻一分钟。

（6）背内牵痛，不得屈伸：合谷针入四分，留捻二分钟。复溜针入四分，留捻二分钟。昆仑针入三分，留捻二分钟。

（7）背觉拘急不舒：经渠针入三分，留捻一分钟，再灸。

（8）背痛：经渠针入三分，留捻一分钟。丘墟针入三分，留捻一分钟。鱼际针入三分，留捻一分钟。昆仑针入三分，留捻一分钟。

（9）脊膂强痛：委中针入一分，留捻三分钟。人中针二分，留捻一分钟。

（10）腰痛：环跳针入一寸五分，留捻二分钟。委中针入一分，留捻三分钟。

（11）肾弱腰疼：肾俞灸五壮至十数壮。

（12）腰疼不能立：大都针入二分，灸三壮。肾俞针入四分，灸五壮。委中针入一寸，留捻二分钟。复溜针入三分，留捻一分钟。

（13）腰连脚痛：环跳针入一寸五分，留捻二分钟。风市针五分，留捻一分钟。行间针入二分，留捻二分钟。

（14）腰酸疼耳鸣：肾俞灸三十壮。

三、民国江南医家治疗腰椎间盘突出症

（1）腰脊酸痛：肾俞、命门、人中，或加至阳。

（2）肾亏腰痛：命门、肾俞。

（3）挫闪腰痛：尺泽、委中、人中、肾俞。

（4）用力过度腰痛：委中出血、昆仑、肾俞。

（5）腰痛不可俯仰：环跳、委中、昆仑、人中，或加肾俞。

（6）腰部以上挫闪：以大椎为主穴，天应穴。

（7）背连腹痛：白环、环跳、委中。

（8）背连心痛：魂门针。

（9）脊强不能转侧：人中，或加水道、筋缩。

第三节 现代经验

一、张永生治疗腰椎间盘突出症

【病案】张某某，男，38岁，1989年11月14日初诊。

主诉：腰痛伴右下肢放射性刺痛8个月余。

现病史：8个月前因扭伤出现腰痛伴右下肢疼痛麻木，继之出现脚麻。在此期间曾服中西药及按摩封闭治疗，疼痛未减。现症见：腰部至大腿及小腿后侧呈放射性疼痛伴麻木，直达足底部，活动受限，能行走40米左右，呈间歇性跛行。

检查：$L_{4/5}$及S_1右侧凸并有叩击痛，右下肢直腿抬高试验阳性。腰椎CT示椎体后缘局限性软组织脱出，双侧神经根受压，硬膜囊后移并受压，椎体周围还可见软组织膨出。

诊断：$L_{4/5}$椎间盘脱出，L_5/S_1膨出。

治疗取穴：气海、关元俞，配三阴交、上髎。

操作：患者取俯卧位，头部不枕枕头，胸腹贴床平卧，用75%乙醇棉球消毒皮肤后，立即将针刺入穴位浅层，然后针尖向椎体方向斜刺，用提插手法，要求患侧下肢有通电感，同时肌肉有不自主地收缩运动，提插1~3次反复刺激之后立即出针。针后加拔火罐，留罐15分钟。治疗完毕，令患者自由活动腰部，以调整腰间盘复位。每日治疗1次，5天为1个疗程。

疗效：第1次针刺后可行走300~500米，针第3次后腰腿疼痛明显减轻，活动稍受限，腰椎右凸基本消失，针第8次后症状完全消失，活动自如，右下肢直腿抬高试验阴性，L$_{4/5}$及S$_1$棘突压痛阴性，随访2年未见复发。

【按语】本法针刺与拔罐相结合，穴位的选取采用局部取穴与辨证循经取穴相配合的方法，以理气活血、疏通经络、化瘀止痛为治则。针刺具有促进血液循环、解除局部肌肉痉挛、止痛、消除神经根部水肿的作用，以减轻椎间隙的压力，还可促进腰肌功能的恢复。针刺使用提插手法，造成生理性不自主的一系列反射力，从而形成反射弧，使椎体旁的肌群在瞬间形成一股强大的爆发力，推动椎间盘还纳。因为髓核是胶原黏多糖、蛋白质和碳水化合物之复合体，临床上早期病变髓核具有较好的弹性和坚韧性，故治之最为适宜。

二、王金亮治疗腰椎间盘突出症

【病案】周某某，女，36岁，职工，1989年10月25日初诊。

主诉：腰痛伴左下肢放射性疼痛1月余。

现病史：一个月前因抬东西，用力时腰部扭伤，腰腿疼痛，左下肢呈放射样疼痛，活动受限，曾服中西药，理疗等效果均欠佳。

查体：腰部侧弯畸形，屈、伸、侧弯、旋转均受限，直腿抬高试验右约70°、左约30°，左下肢皮肤痛觉稍减退，跟腱反射减弱。L$_{4/5}$旁放射性压痛，L$_4$棘突偏左，L$_{3/4}$棘间隙小于L$_{4/5}$棘间隙，患处肌肉紧张。X线正侧位示：L$_4$棘突偏左，L$_{4/5}$椎间隙后宽前窄，生理前凸变直。

诊断：L$_{4/5}$椎间盘脱出。

治疗取穴：双侧腰脱穴（患椎棘突旁开3寸）。

操作：患者取俯卧位，穴位局部常规消毒后，快速向棘突斜刺2.5~3寸，多次提插捻转，令针感似触电样传递至下肢，然后留针7~10分钟，出针后再施手法复位。每日治疗1次，7天为1个疗程，两个疗程间隔3天。

疗效：上述方法治疗9次后，症状全部消失。X线正侧位复查：骨及椎间隙均正常。随访2年半未见复发。

【按语】针刺双侧腰脱穴具有促进血液循环，解除局部肌肉痉挛，止痛，消除神经根水肿的作用，促进腰肌的修复来达到疏通气血、疏经通络的目的。另外，本病的治疗应注重早期卧硬板床休息，中医疗法配合手法复位；后期加强功能锻炼，注重劳逸结合，避免腰部外伤乃防病的要点，值得重视。

三、石学敏治疗腰椎间盘突出症

【病案】梁某，男，45岁，教师，1980年10月29日初诊。

现病史：患者有腰痛史10余年，20天前因搬重物滑倒，扭伤腰部，引起腰腿痛，平卧及活动痛剧，影响睡眠，经某医院行X线诊断为腰椎骨质增生，施按摩、服药均无效，遂来就诊。

查体：腰部外观无红肿，$L_{4/5}$椎间压痛明显，叩击时牵引骶椎疼痛，右坐骨神经通路压痛，大腿前侧及胫前肌痛，右腿直腿抬高25°，分髋试验阴性，生理反射无异常，病理反射未引出，行腰椎正侧位X线显示腰椎侧弯，凸面向右，生理前突变直，$L_{4/5}$椎间隙变窄，有椎间盘突出征象，椎体前上缘均有唇样增生。

西医诊断：腰椎间盘突出继发坐骨神经痛。

中医诊断：痹证。

治则：行气活血，通经益肾。

治疗取穴：肾俞、大肠俞、腰椎夹脊、环跳、阳陵泉、委中。

操作：肾俞直刺1.5寸，稍偏向内侧，施捻转补法1分钟；大肠俞直刺2.5寸，施提插泻法，令麻电感窜至足趾3次为度；环跳直刺2.5寸，阳陵泉直刺2寸，二穴手法及针感同环跳；委中仰卧位抬腿取穴，施提插泻法，令麻电感散至足趾3次为度。

疗效：经3次治疗后，疼痛减轻，右腿直腿抬高40°，后因阴天疼痛加重，到11月11日腰腿痛消失，患腿可抬高70°，并可行走。继续针灸5日后，患腿功能基本恢复，唯腰部不自如，不能久立久行，属肝肾不足，给予治本之法，针肝俞、肾俞、大杼、阳陵泉及腰部排刺，诸穴均施补法。15日后症状消失，临床治愈。

【按语】腰椎间盘突出症是以腰痛和下肢疼痛、麻木为主要表现的疾病，属中医学"腰痛""腰腿痛""痹证"等范畴。腰痛早在《黄帝内经》中就有论述，如《素问·刺腰痛》中云："肉里之脉令人腰痛，不可以咳，咳则筋缩急。"《素问·脉要精微论》指出："腰者，肾之府，转摇不能，肾将惫矣。"历代医家亦有许多精辟的见解，朱丹溪认为腰痛主"肾虚、瘀血、湿热、痰积、闪挫"；《景岳全书·腰痛》指出："腰痛之虚证，十居八九，但察其既无表邪，又无湿热，而或以年衰，或以劳苦，或以酒色所伤，或七情忧郁所致者，则悉属真阴虚证。"综合而言，腰痛可分为风、寒、湿、热、闪挫、瘀血、气滞、痰积、肾虚等多种。腰为肾之府，乃肾之精气所溉之域，肾藏精主骨，肾与膀胱相表里，足太阳经过之，故在经则属太阳，在脏则属肾气。该患者肾气不足，因劳致伤，损及腰部经络，气血瘀阻，经气不畅，痹而作痛。故选取肾俞、大肠俞、腰椎夹脊以疏通局部经脉、络脉及经筋之气血，通经止痛；取与肝经相表里的胆经之穴环跳、阳陵泉以从阳引阴，滋补肝肾；委中是足太阳经两分支在腘窝的汇合点，"腰背委中求"，可疏调腰背之气血。本例患者的治疗，辨证准确，选穴恰当，针刺操作得法，并能坚持治疗，故而取得了满意的疗效。

四、韦立富治疗腰椎间盘突出症

【病案】某患者，男，55岁，2005年1月13日初诊。

主诉：左侧腰腿牵扯样疼痛9年，加重10天。

现病史：患者于1996年不慎扭伤腰部，致左侧腰腿牵扯样疼痛，曾在其他医院诊治，行腰椎CT检查，显示$L_{4/5}$椎间盘突出，行"椎间盘摘除术"，术后仍时有腰腿牵扯样疼痛，未能正常工作。2005年1月2日，又因弯腰穿袜子，不慎扭伤腰部，引起上述症状加剧，经牵引、按摩治疗后，疼痛进一步加重。

查体：神志清，表情痛苦，脊椎呈"S"形改变，$L_3 \sim L_5$棘突下及其左椎旁、左坐骨神经径路上均有压痛，左腿直腿抬高试验阳性，抬高幅度30°，屈项挺腹试验阳性，腰椎CT检查显示$L_{4/5}$椎间盘中央型突出，伴有"真空征"，腰至骶椎间盘左侧突出，$L_3 \sim L_5$椎间盘膨出。

治疗：第1天仅取环跳穴，用3寸毫针，缓慢捻进针法进针，之后不断捻针，使患者产生较明显而舒适的感觉，直达大腿、小腿、足底部、足趾，留针30分钟，并用频谱仪照射腰部，起针后即感腰腿痛明显减轻。每日治疗1次，每次仅取1~2个穴位，针法同前。

疗效：治疗5个疗程后，腰腿牵扯样疼痛已明显减轻，伴有小腿轻微麻木，腰部活动较自如，直腿抬高60°，恢复正常工作。

【按语】韦氏针灸治疗腰椎间盘突出症，取穴少而精，针法独特，效果显著。韦氏认为，治疗腰椎间盘突出症，以环跳或秩边为主穴，可以取得较好的效果。其次，腰椎间盘突出症是椎间盘纤维环变性，加之腰部损伤的诱因，导致椎间盘向四周膨出或向某一方向突出，压迫脊神经根，局部炎症水肿，坐骨神经损伤，这是神经系统的异常兴奋状态。用针刺抑制法可以对身体的功能亢进现象起到镇静、缓解、制止和增强正常抑制的作用。抑制法取穴少，一般只用1个或2个穴位，留针30分钟以上，患者有较明显而又舒适的感觉。韦氏的操作手法是取环跳穴，让患者侧卧，患肢在上，稍躬腰，双腿并排屈膝，以股骨大转子最高点与骶管裂孔连线的外1/3与内2/3交点为该穴，进针时用缓慢捻进针法，右手持3寸毫针，拇、示、中指紧持针柄，将针尖轻轻靠近平稳落在穴位皮肤上1~2秒后，拇指原地迅速地捻转针柄，约10秒后稍加压力将针捻进皮下，又停1~2秒再捻转，缓慢进入一定深度，患者产生麻、胀或线条牵扯样或线条徐徐流动或触电样感觉，直达足底或脚趾，留针30~50分钟，留针期间每隔10分钟行针1次，起针后患者当时即觉疼痛停止或缓解。取穴和针刺手法是取效的关键。

五、孙钰治疗腰椎间盘突出症

【病案】赵某，男，45岁，2016年3月18日初诊。

主诉：腰部酸痛伴右下肢麻痛1年，加重1周余。

现病史：患者于1年前无明显诱因出现腰部酸痛，右下肢麻木、疼痛，劳累后加重，多处治疗，症状时有反复。1周前又因劳累后出现腰部酸痛，伴右下肢疼痛加重、麻木，行走困难，严重影响日常工作和生活，遂来就诊。病程中，患者神清，常感畏寒、乏力、少气懒言，四肢凉，无发热、咳嗽、咳痰，纳可，眠差，二便调，舌淡暗，苔滑腻，脉沉弦。

专科检查：腰椎向右侧弯，$L_{4/5}$棘突右侧压痛，叩击痛，并向右下肢放射，直腿抬高试验：右侧50°，左侧60°；蹬指背伸肌力：左侧Ⅳ级，右侧Ⅳ级；踝背伸肌力：左侧Ⅳ级，右侧Ⅳ级；"4"字征阳性，右小腿后侧及右足底部皮肤感觉减弱，右下肢肌肉萎缩，右膝踝反射消失，左膝踝反射减弱，巴宾斯基征阴性。MRI示：$L_{4/5}$椎间盘突出，腰椎退变。

西医诊断：腰椎间盘突出症（急性期）。

中医诊断：腰痛（肝肾亏虚、气滞血瘀证）

治则：活血通络，化瘀止痛。

取穴：腰部L_4、L_5椎棘突点，棘旁点，上下椎体棘旁点共5点，用改良扬刺法；双侧环跳（泻）、曲泉（补）、阳陵泉（补）、昆仑透太溪（补）、束骨透京骨（泻）。

操作：患者取俯卧位，常规消毒，进针后每穴行提插捻转补泻法，以得气为要，每次治疗30分钟，中间行针2次，1次/日。

疗效：连针7日后，患者腰部症状明显缓解，右下肢麻木、疼痛好转，饮食及睡眠可，休息3日后，继针第2个疗程7日后，症状消失，能正常工作和劳动，随访3个月未复发，根据疗效评定标准，临床治愈。

【按语】本病的诊治中，除了三位一体进行辨病，四诊合参进行辨证外，要注重本病的分期诊治，穴位的选择和针刺的方法尤为重要。腰椎间盘突出症的病变部位以L_3~S_1椎间盘髓核突出多见，"经脉所在，主治所及"，局部选取棘突点和棘旁点，既是病变所在，又是督脉、膀胱经第一侧线所在部位，本病患者大多会在此处有压痛，即阿是穴所在。《灵枢·官针》："凡刺有十二节，以应十二经……四日齐刺：齐刺者，直入一，傍入二，以治寒气小深者。或曰三刺：三刺者，治痹气小深者也。五日扬刺：扬刺者，正内一，傍内四，而浮之，以治寒气之博大者也……十一日傍针刺：傍针刺者，直刺傍刺各一，以治留痹久居者也。"扬刺者，当中一针，旁加四针，计五针齐下；齐刺，直一旁二，三针齐下；傍刺，除直刺外，再旁刺一针。本病病位深，需用深刺。扬刺属轻浅的刺法，因此临证中用改良的扬刺法，即与齐刺和傍针刺一样，扬刺亦用深刺法。在急性期病情较重，用改良扬刺法，5针齐下；缓解期用齐刺法，3针齐下；恢复期用傍针刺法，2针齐下。针刺要求取得局部酸胀感之外，还要向下肢及足部放射。

六、周玉艳治疗腰椎间盘突出症

【病案】单某，女，53岁，2011年10月初诊。

主诉：腰痛伴右下肢放射性疼痛半月。

现病史：半月前患者至四川成都游玩，劳累后发病，于当地医院确诊为腰椎间盘突出症，并行针刺治疗数次，疗效不显，遂来就诊。当时腰痛伴右下肢后侧放射痛，不能弯腰，行走困难。平素出汗较多，怕冷。舌质紫暗胖大，苔腻，脉滑。

查体：患者形体偏胖，被动体位，脊柱侧弯，腰部脊柱软组织外观略肿胀，L_{4-5}、L_5~S_1棘突右侧有明显压痛，两侧肌肉紧张。直腿抬高试验：右侧30°，左侧60°，加强实验阳性。股四头肌肌肉无萎缩，肌力5级，皮肤感觉减退，腱反射减弱。腰椎MRI示：L_3~S_1腰椎间盘突出。VAS评分法为90分，杨氏疗效量表评分为7分。

中医诊断：痹证（寒湿痹阻型）。

治则：祛寒除湿，通络止痛。

治疗取穴：脾俞（双）、肾俞（双）、L$_{4\sim5}$夹脊、L$_5$~S$_1$夹脊、胞肓（右）、环跳（右）、承扶（右）、委中（右）、承山（右）、绝骨（右）、阳陵泉（右）、阴陵泉（右）。

操作：针刺夹脊穴、环跳、胞肓、阳陵泉、委中均要求有针感向下肢放射的感觉。其余穴位行常规针刺法。

疗效：第1次针刺后，患者即感疼痛大大减轻，弯腰行走均感明显好转，VAS评分法为50分，杨氏疗效量表评分为10分。继续针刺，14次后基本痊愈，无疼痛，腰腿均感轻松，杨氏疗效量表评分为18分，继针6次巩固疗效。随访3个月，患者无复发。

【按语】

（1）从腰椎间盘突出症的病变部位来看，多位于督脉及膀胱经循行的部位。夹脊穴正好位于督脉与膀胱经之间，所在部位较为特殊，其具有交通联系二脉、调节两经经气的作用。因此，针刺夹脊穴的重要性显而易见，能通过调节督脉和膀胱经发挥作用，使腰部各经经气通畅，通则不痛。

（2）临床上夹脊穴结合辨经、辨证取穴。所取主穴为相应夹脊穴、环跳、阳陵泉、胞肓、委中、承山。"辨经论治"是针灸临床的一大特色，根据疼痛的部位选取配穴：疼痛部位如果主要位于下肢外侧，取足少阳经的穴位配合，如风市、绝骨、丘墟等；疼痛部位如果位于后侧，取足太阳经的穴位配合，如秩边、承扶、殷门、昆仑。"辨证论治"是中医的基本治疗原则，痹证主要分肝肾不足型、寒湿痹阻型、气滞血瘀型。肝肾不足型，加肝俞、肾俞、命门、气海俞；寒湿痹阻型，加脾俞、关元俞、腰阳关、阴陵泉、足三里；气滞血瘀型，加肝俞、膈俞、血海。必要时可以配合灸法使用。

（3）强调针刺手法，讲究循经感传，气至病所。只有循经感传，气至病所才可能获得最佳的疗效。《灵枢·九针十二原》言："刺之要，气至而有效，效之信，若风之吹云，明乎若见苍天，刺之道毕矣。"形象地说明了得气的重要性。

七、吴耀持治疗腰椎间盘突出症

【病案】患者，女，41岁，2016年3月18日初诊。

主诉：腰部疼痛伴左侧髋关节酸痛5天。

现病史：5天前出现腰痛，弯腰拾物所致，痛处固定不移，转侧俯仰不利，咳嚏疼痛加剧，渐现左髋酸痛，左下肢外侧麻木隐隐，不可久行久立，仰卧平躺2日，后赴外院就诊，行腰椎MRI平扫，示：$L_{3/4}$、$L_{4/5}$、L_5/S_1椎间盘突出。口服布洛芬后症状未见缓解，遂来就诊。素日腰酸偶有，未加以休养，稍有畏寒。腰部疼痛，左侧痛甚，咳嗽加重，活动不利，不可久立，纳可，夜寐差，二便尚调。既往未见类似病史。

查体：神清，痛苦面容，腰部生理曲度变直，腰背部肌肉紧张度高，$L_{3/4}$、$L_{4/5}$、L_5/S_1椎间隙及棘突旁压痛，挺腹试验阳性，直腿抬高试验：左30°、右45°，加强试验：左侧阳性、右侧阴性，膝腱反射双侧对称。舌暗红，苔白，脉细涩。

西医诊断：腰椎间盘突出症，急性腰扭伤。

中医诊断：腰腿痛（劳损腰痛型）。

治则：温经通脉，活血止痛；以督脉、足少阳胆经穴为主。

治疗取穴：腰阳关、十七椎、环跳、阳陵泉（左）、L_3~S_1夹脊穴（双）、秩边（左）、居髎（左）、委中（左）。

操作：穴位常规消毒，采用30号毫针，患者右侧卧位，右膝稍伸直，左膝屈曲保持放松，局部常规消毒，臀、髋部选择3.5寸针，其余选择1.5寸针。夹脊穴直刺0.5寸；秩边直刺2寸；委中直刺1寸；阳陵泉向下斜刺1寸。入针后先行提插捻转平补平泻法，待患者有得气感后，行弩法保持局部针感，每穴不低于30秒，加用电针。取针后在腰骶部及左侧髋关节拔罐。以上治疗每天1次，10次为1个疗程。

疗效：1个疗程治疗后，患者腰部疼痛明显好转，腰部活动改善，可行走1小时无碍。守上法继续综合治疗，隔日1次，2周后腰部疼痛、髋关节酸痛消失，活动如常。

【按语】临床诊疗中，吴教授重视对腰椎间盘突出症患者肾间动气的观察，元气有损者予以灸法或温针灸法，瘀血痹阻甚者先泻后补。从经络理论理解本病，督脉循行于背部正中，"贯脊属肾"，为阳脉之海，与肾联系密切；足太阳膀胱经挟脊抵腰中，入循臂，络肾属膀胱，并走行于下肢后侧；足少阳胆经出气街，绕毛际，横入髀厌中，走行于下肢外侧；督脉穴阳气灌入十二经络，"阳气者，精则养神，柔则养筋"。因此，主穴取腰阳关、十七椎、环跳、阳陵泉、腰部夹脊穴，配穴则根据分经辨证法、对症配穴法等选取相应穴位。

八、张沛霖治疗腰椎间盘突出症

【病案】张某，女，80岁，2009年6月17日初诊。

主诉：反复腰痛10余年，再发加重半年。

现病史：患者10年来腰痛反复发作，疼痛严重时予以推拿、理疗可缓解。近半年来腰痛加重，牵扯两侧臀部，弯腰受限，不能久坐，行走时前倾。

查体：形体肥胖，行走缓慢，扶杖，L_5、S_1椎压痛，双直腿抬高试验阳性，右承山穴见约$2cm \times 2cm$皮癣，脉细弦。MRI示：$L_{3\sim5}$椎间盘突出，L_4椎体前滑脱。既往有高血压，膀胱括约肌松弛病史。

中医诊断：痹证（督脉虚弱，不能统督足太阳）。

治疗取穴：承山、飞扬、环跳、大肠俞、十七椎、腰阳关。

操作：常规针刺，针用补法，留针20分钟。10次为1个疗程。

2009年8月8日二诊：腰痛减，活动改善，小便可控。

查体：腰骶部压痛减轻，右承山穴处皮癣明显好转，脉细。辨治同前。

2009年8月22日三诊：腰痛减轻，活动好转，维持治疗。

【按语】张沛霖注重针灸诊查首要定位，从定经络，定部位，到定穴位，步步深入。病位的确定是诊治疾病的第一步，在此基础上进行病因病机的分析。中医的病位有经络病位，穴位病位，皮、肉、经、脉、骨病位，卫、气、营、血病位，脏腑病位。临证首辨病位在手经还是足经，是一侧受病还是两侧皆病，体现了诊断指导治疗。

九、陆念祖治疗腰椎间盘突出症

【病案】徐某某，男，42岁。

现病史：平素有腰椎间盘突出症病史。2天前，因搬重物不慎扭伤腰部，活动严重受限，右下肢麻木，推入中医伤科门诊。

查体：双侧腰肌板滞，两侧肌张力增高，$L_4\sim S_1$棘突压痛明显。直腿抬高试验阳性，加强试验阳性，4字试验阳性，右下肢肌力3级，温痛觉较左侧略差。舌质暗紫，苔白腻，脉沉而迟缓。CT示：$L_4\sim S_1$腰椎间盘突出。

中医诊断：腰痛（气滞血瘀型，兼寒湿）。

治疗：嘱患者俯卧，肢体放松，使椎间隙增宽。在L_3横突注射醋酸曲安奈德和利多卡因混合液6ml，在臀部注射点注射B_6、B_{12}、利多卡因混合液6ml，起到营养神经、表面局麻的效果。再用陆氏银针重点刺入次髎、环跳、大肠俞（中央型则针刺双侧穴位），施以强刺激或中等刺激，使针感向远端放射。患者往往有下肢抽搐感，再配以陆氏经验穴及肾俞、气海俞、关元俞、承扶、秩边、胞肓、足三里、阳陵泉、委中、承山、承筋以增强疗效。然后在针头上插上艾条，温灸20分钟，透穴入体，达到温经散寒、扶阳固脱、消瘀散结之功效。取针后运用推拿手法舒筋活络、活血通脉、理筋整复。

疗效：按上法治疗1次，症状基本缓和，可独立行走，巩固继续治疗1次，并嘱其避风寒，避免再次外伤，动静结合，授其腰部保健操。随访2年未见复发。

【按语】陆氏临证分清标本主次、轻重缓急，本着"急则治其标，缓则治其本"的原则。在急性期以止痛、恢复生活功能为主，以"盛则泻之，寒则留之，宛陈则除之"为依据，手法以泻法为主，以通为用，疏泄病邪，缓解挛缩。留针温针灸，以激发经气，使阳气自复，寒气自散。陆氏银质针系80%由白银制成，针身直径为1mm，约为普通不锈钢针的3倍，针身长度分别为9.5cm、12cm、14cm和16cm 4种。

陆氏根据多年临床经验积累，治疗腰椎间盘突出症的急性发作采取循经取穴、以痛为腧、阿是穴（功能运动中的痛点）三者结合取穴原则。陆氏独特的进针角度、方向和深度，能产生强烈的针感，使疗效更佳。

肾俞：斜刺45°，斜向腰脊，碰骨为止，亦可直刺，感觉针感下达到足跟止，气海、大肠俞同。

关元俞：直刺，稍斜约70°向骶骨。

小肠俞：斜刺向上约45°至第5腰椎椎板。

次髎透中髎：从次髎进针，斜刺35°~45°至中髎骨中空内，产生针感为止。

胞肓、秩边：直刺或向下刺，或向坐骨结节方向刺，深2.0~5.5寸，针感到足跟。

居髎：直刺至骨，斜刺向内侧，斜向下至耻骨或耻骨下支。再深刺到耻骨结节外上方，再深刺向下穿过股动脉。

环跳：直刺，再向上5~6寸至髂嵴边缘，再退出到皮下，再深刺，有针感到足跟或小趾或大趾为止。

陆氏银针针刺次髎，患者下肢多有抽搐感，从肢体感应来看，有朝向病区的特点，且针感直达病所，可迅速缓解坐骨神经症状。配以陆氏经验穴、足太阳膀胱经诸穴，佐以艾条温灸、推拿正骨治疗腰椎间盘突出症的急性发作，有独到之处，可迅速缓解疼痛，并可促使神经根水肿和炎症的吸收，在临床上取得良好的治疗效果。

十、贺普仁治疗腰椎间盘突出症

【病案】患者，男，50岁。

主诉：腰痛及右下肢窜痛2年，加重10天。

现病史：患者于2年前不慎扭伤腰部，致腰部疼痛，右下肢放射性疼痛，行走、弯腰、咳嗽及用力大便时症状明显加重，影响日常活动。曾经牵引、推拿及服药等治疗，症状有所缓解，但仍时有发作。一周前，因搬重物又出现上述症状，伴腰膝酸软、神疲乏力。在某医院做CT示：$L_{4/5}$椎间盘突出，椎间隙狭窄，硬膜囊受压。

查体：L_4、L_5棘突下压痛，右侧直腿抬高30°，右侧跟腱反射减弱，右下肢针刺痛觉减退，舌淡暗，苔白，脉沉细。

西医诊断：腰椎间盘突出症。

中医诊断：痹证（气滞血瘀型）。

治疗：采用贺氏三通法，予以毫针刺腰阳关、悬钟、后溪、申脉，火针点刺阿是穴，委中放血拔罐。

疗效：治疗10次后，腰及右下肢疼痛消失，临床痊愈。随访半年无复发。

【按语】贺普仁针灸治疗腰椎间盘突出症三通法包括微通法、温通法及强通法。

（1）微通法：即毫针刺法。

主穴：腰阳关、悬钟、后溪、申脉。

配穴：肾虚配太溪；风湿寒痹配昆仑；闪挫扭伤配养老。

操作：选用长1.5寸、直径0.32mm的毫针，局部常规消毒，直刺，用捻转补泻法之补法；患者有酸、麻、胀等针感后，留针30分钟。每日1次，10次为1个疗程。

（2）温通法：以火针疗法为主。

选穴：阿是穴。

操作：针刺部位常规消毒，选直径0.5mm的火针，点燃酒精灯，将针身的前中段烧红，对准阿是穴，速进疾出；出针后用消毒干棉球重按针眼片刻，局部散刺2~6针。每周治疗2次，嘱患者保持局部清洁，避免针孔感染。

（3）强通法：以放血疗法为主。

选穴：委中。

操作：用三棱针速刺委中穴出血；再选用大小适当的火罐吸拔，使之充分出血，10分钟后起罐。每日1次，10次为1个疗程。

贺普仁教授认为疾病的病理机制多为气滞，据此理论，在针灸治疗方面提出了"法用三通，通为其本"，即利用针灸的不同治疗手段，来激发人体的正气恢复，迫邪外出，使经脉通、气血调、百病消。腰椎间盘突出症是以腰痛为主要症状的临床疾病，多由腰部肌肉虚损薄弱，又突受外力所致。正是针对其经络气血阻滞之病机，运用毫针、火针、拔罐、放血等疗法疏通经络、调和气血。

火针古代称之为"燔针""焠刺"。《灵枢·官针》云："九曰焠刺：焠刺者，刺燔则取痹也。"《灵枢·小针解》云："宛陈则除之者，去血脉也。"放血疗法直接迫血外出，使气血调和，经脉通畅，通则不痛。

十一、朱新太治疗腰椎间盘突出症

【病案】患者，男，47岁，1994年3月15日初诊。

主诉：腰部疼痛反复发作1年，加重1月。

现病史：腰部疼痛向右下肢及跟部放射，劳累后加重，反复发作1年余。曾服用镇痛药、封闭穴位等多种方法治疗，症状有所缓解。1月前因负重再次发作，痛如针刺，行走困难，经治疗未见缓解。CT示：L_5、S_1椎间盘突出偏右侧。骨科建议手术治疗，因其有惧怕心理而未接受手术。经介绍来针灸科求治。

查体：右侧L_5、S_1椎旁棘突压痛明显，臀部、胸部有压痛，腰肌板滞，臀大肌、股四头肌轻度萎缩，直腿抬高试验阳性，踇趾背伸试验阳性。

西医诊断：根性坐骨神经痛。

中医诊断：痹证。

治则：疏通经脉，活血调治。

治疗取穴：

主穴：腰三穴；配穴：秩边、环跳、委中。

疗效：首针即效，疼痛大减，患者拍手称奇。经3个疗程（10天为1个疗程）针刺后，临床症状消失，行走自如，满意而归。

【按语】该患者腰腿痛系由坐骨神经产生机械性压迫而致，中医学属"痹证"范畴。痹证疼痛日久病势缠绵，留连筋骨肌肉。《素问·痹论》对其治法提出了"循脉之分，各有所发，各随其过，则病瘳也"。故本症以疏通经脉、活血调治为治则，取腰三穴正合此意。腰三穴乃朱新太独创，腰1位于髂后上棘上2寸，旁开督脉2寸；腰2位于髂后上棘水平线距督脉1寸；腰3位于髂嵴直上1寸。

十二、廉玉麟治疗腰椎间盘突出症

【病案】刘某，女，66岁，2008年3月20日初诊。

现病史：患者1天前因弯腰提物，随即出现腰部剧烈疼痛，并沿左侧下肢放射至足部，行走困难，需人搀扶，左腿外侧疼痛，直腿抬高试验阳性，左侧30°，舌红，苔黄腻，脉弦数。CT示：$L_{2/3}$~$L_{4/5}$椎间盘膨出，$L_{4/5}$椎间盘后突出，相应椎管、椎间孔狭窄，$L_{4/5}$两侧黄韧带肥厚，腹主动脉硬化。

西医诊断：腰椎间盘突出症。

治疗取穴：人中、后溪（双）、夹脊、昆仑（左）、承山、阳陵泉、委中、殷门。

操作：患者取端坐位，针刺人中，雀啄泻法，强刺激；后溪行捻转提插泻法。嘱患者取俯卧位，芒针刺夹脊穴；针刺患侧昆仑，然后再针刺承山、阳陵泉、委中、殷门，行提插泻法，直刺1~1.5寸，留针约30分钟。

疗效：当天即可独自行走，连续治疗1周后症状基本消失，直腿抬高试验阴性。

【按语】实验针灸学表明，用芒针深刺可到达突出部位，直接抑制炎症过程中血管通透性，从而减少炎症渗出液，促进炎症吸收，减轻白细胞浸润；此外坐骨神经由L_4、L_5、$S_{1~3}$组成，所取腰部阿是穴的深部正是$L_{4/5}$，L_5/S_1神经根从椎间孔发出脊神经的部位，针刺该阿是穴正是直接刺激了受累神经的局部。委中为膀胱经合穴，可治疗整个腰背和下肢疾患，从解剖上看，委中穴的神经可分布于脊髓的节段和腰背部肌肉的神经节段，且部分神经在后根神经节和脊髓相互重叠，因此可治疗腰背部疾病。阳陵泉为胆经合穴，为治疗下肢筋病常用穴。芒针透刺后虽然可缓解椎间盘水肿，但可使腰部周围的肌群紧张，对缓解疼痛不利，而针刺昆仑可通过足太阳经脉循行，迅速缓解膀胱经走行线上的肌肉痉挛，明显改善症状。殷门有松解周围软组织的作用，承山为膀胱经穴，二穴合用共奏疏通经络、行气止痛之功。

十三、盛灿若治疗腰椎间盘突出症

【病案】张某某，女，40岁，2003年6月3日初诊。

主诉：腰及左下肢疼痛1月，加重2日。

现病史：患者1月前无明显诱因出现腰痛，牵及左腿后外侧至足跟，因疼痛不甚，故未诊治。两天前在家拖地时突感腰痛加重，不能活动，遂卧床休息，但未见好转。现腰痛沿大腿外侧、小腿后外侧至足跟，行走时腰不能直立，不能转侧，咳嗽时痛甚，夜间尤甚，舌质淡紫，苔薄白，脉细。

查体：L_4、L_5棘突下压痛，左直腿抬高试验阳性，环跳穴处压痛。腰椎CT示：$L_{3/4}$椎间盘膨出，$L_{4/5}$椎间盘向左突出，神经根受压。

中医诊断：痹证（气滞血瘀型）。

治疗取穴：肾俞（左）、大肠俞、腰阳关、十七椎、环跳、阳陵泉、悬钟、昆仑。针后当时疼痛大减，并以中药辅助治疗，处方：当归20g、红花10g、石打穿15g、全蝎6g、蜈蚣2条、泽泻15g、川断10g、杜仲10g、丹参10g、制川乌8g。

疗效：针治5次后能直立行走，但弯腰、抬腿时仍有牵拉感。共针16次痊愈，诸症均消失，腰部活动自如。

【按语】该病案取督脉和足太阳膀胱经穴，能扶督脉之阳，助膀胱经之气，以期宣泄风寒湿邪、调理气血、疏通经络，从而达到缓解疼痛的目的。盛教授多取腰阳关、十七椎、肾俞、大肠俞及关元俞等，针后于腰阳关或十七椎处拔罐，并配合中药口服，效果更佳。

十四、刘公望治疗腰椎间盘突出症

【病案】张某，男，45岁，2006年4月5日初诊。

主诉：右腰腿痛10日余。

现症见：膝后冷痛，汗出多，行动困难。纳差，寐可，二便调。舌暗淡，脉弦紧。

治则：温阳补肾，舒筋活络。

治疗：

针刺治疗：采用排针透刺法，平 T_{11}~L_5 椎体棘突下，旁开3寸膀胱经第二侧线取穴，辨证取穴秩边、委中、申脉。选用3寸长针，以45°角对准脊柱，将针快速刺入皮下，使针体与皮肤呈45°~60°角斜刺，针尖刺至椎体为度，行小幅度捻转法1分钟；秩边穴快速进针，以患者下肢出现放射传导感为度；委中、申脉采取常规刺法，以患者下肢出现放射传导感为度，留针30分钟。

中药处方：炮附子15g、细辛6g、麻黄15g、云苓30g、白芍30g、白术15g、炙甘草30g、独活30g、全蝎15g、延胡索30g、三七粉6g、血竭粉6g（研末冲服）。4剂，水煎服，日1剂，早晚分服。

疗效：先后针刺4次，配合中药加减口服，1个月后复诊，患者腰腿疼痛基本消失，膝后无冷痛及汗出，站立行走基本正常。

【按语】"排针透刺法"对因腰椎及其周围软组织病变引起的腰痛具有良好镇痛作用。该法横贯腰部足太阳膀胱经双线，直抵华佗夹脊穴及循脊之督脉，正合督脉、带脉、足太阳、足少阳经循行走行，可达局部排刺、透刺之功，能通调腰部经脉气血，舒筋通络以止痛。远取膀胱经委中、申脉等穴，上病下取，穴少而精，针刺后有放射感是经气疏通的表现，使止痛效果增强。

十五、罗才贵治疗腰椎间盘突出症

【病案】患者，男，55岁，干部，2013年6月20日就诊。

主诉：反复腰骶部酸痛不适4年，加重伴左下肢麻木5月余。

现病史：4年前久坐受凉后突然出现腰骶部酸痛不适，此后反复发作，每于劳累、受凉后加重。5个月前久坐后站立时突然出现腰骶部疼痛加重并伴有左下肢麻木，遂于当地医院行针灸、推拿治疗，自诉疗效不佳，腰骶部疼痛反复发作，为进一步诊疗前来就诊。刻下症见：腰骶部疼痛伴左下肢麻木，咳嗽、喷嚏及用力排便时左下肢麻木明显，舌质淡胖有齿痕，苔薄白，脉细弱。

查体：腰部活动受限，以前屈为主，腰椎生理曲度变直，腰骶部肌肉僵硬、压痛，无腰骶部叩击痛，直腿抬高及加强试验左阳性、挺腹试验阳性。腰部CT示：$L_{4/5}$ 椎间盘左后方突出。

西医诊断：腰椎间盘突出症。

中医诊断：痹证（肝肾不足、寒湿阻滞型）。

治疗取穴：次髎（双）、肾俞，上髎（左）、中髎、坐骨点（臀沟尽头水平，后正中线旁开3寸）、委中、腰阳关、命门、腰俞。

操作：上髎、中髎"揣"定后以押手拇指爪甲"爪切"标注穴位，局部常规消毒后，采用75mm毫针以适宜角度向腰骶部斜刺60mm，针刺得气后行中等刺激捻法，待针感传至腰骶、足底部，改行中等刺激强度搓法；余穴位常规揣切定穴后根据所处部位针刺25mm~40mm，行针得气，肾俞、腰阳关、腰俞穴行捻转（向左为主）补法，坐骨点及委中以有放射感向小腿传导为度，留针30分钟，期间行针2次，留针期间给予TDP照射。

疗效：初次治疗后患者腰骶部不适减轻，治疗5次后腰骶部不适及左下肢麻木明显缓解，治疗12次后左下肢麻木症状基本消失，辅以独活寄生汤加减，药物组成：制川乌（另包，先煎1小时）15g、白术20g、桂枝15g、独活15g、杜仲15g、防己15g、木瓜15g、续断10g、海桐皮15g、伸筋草15g、牛膝15g、骨碎补15g。水煎服，每日1剂，分3次口服。连服6剂以巩固疗效，嘱患者加强腰背部肌肉锻炼，注意防寒保暖。3个月后电话回访患者腰骶部不适及左下肢麻木症状未见复发。

【按语】此患者为肝肾亏虚、精血亏耗之象，"久坐伤肉"后继由风、寒、湿等外邪侵袭致机体筋骨失养，局部气血失和，经络不通，不通则不荣；局部"营卫不相联属，血不行而气又不至"致瘀血凝滞，经络痹阻而麻木不适。治疗在针刺八髎穴的基础上，辅以肾俞、命门、腰阳关穴，施以具有"温热、消炎、镇痛"等作用的指搓、捻行针手法以补益肝肾气血、散寒止痛，并在收功之时辅以中药内服善后，以巩固疗效，针药共奏益本祛邪定痛之功。

十六、罗亚芳治疗腰椎间盘突出症

【病案】王某某，女，44岁，1996年12月18日初诊。

现病史：因白天劳累过度，夜间突然腰痛，不能翻身，一夜因疼痛未能入睡，晨起女儿来家求医。

查体：L₂、L₃腰椎棘突下有明显压痛。该患者既往有"腰椎间盘突出症"史，这次因劳累复感受寒湿之邪而再次发病，采用温针疗法。

治疗取穴：肾俞（双）、命门。

操作：毫针泻法，得气后加艾条进行温针灸，留针20分钟。

疗效：治疗结束后，患者下床活动自觉疼痛减轻，又继续温针3次，疼痛症状消失。

【按语】腰三针，即腰部的3个腧穴：肾俞（双）、命门。腰为肾之府，故腰痛与肾的关系最为密切，肾俞是肾气转输、输注之穴，可谓"肾者，主肾病之意"。命门是先天之气蕴藏所在，《难经》曰："命门者，诸神精之所舍，原气之所系也。"腰三针主治腰痛，古书早有记载，临床亦在沿用。腰痛取腰三针，体现了本经病取本经穴，表里两经病取表里两经穴，局部病症取局部腧穴的针灸治病之法。肾虚腰痛者，可用针刺行补法，或用温针法，或用艾条悬灸；因寒湿引起者可加委中穴，该穴是治疗腰痛的要穴；外伤腰痛者，可加血会膈俞穴，以活血祛瘀、舒筋止痛。

十七、周楣声治疗腰椎间盘突出症

【病案】乔某某，女，50岁。

主诉：腰痛3年余，加重1个月。

现症见：腰部活动不利，放射至左下肢，伴麻木，行走10米左右即需休息片刻。

查体：L_4、L_5 左侧压痛，且向左下肢放射，患侧殷门、委中、承山均有压痛。X线示：腰椎变直，L_4、L_5 骨质增生。

西医诊断：腰椎间盘突出症。

治疗：天应取穴法与远近相呼法合用，取 L_4、L_5 压痛点（左）和承山，先针 L_4、L_5 压痛穴，如此反复3次，腰痛大减。遂取灸架固定熏灸 L_4、L_5 压痛穴，共治10次，患者腰痛缓解，随访半年未复发。

【按语】周楣声针灸治疗腰痛经验丰富，总结为八法，本病案为天应取穴法与远近相呼法合用。

（1）天应取穴法

腰痛特征：疼痛位置固定。

取穴原则：寻取痛区中心压痛明显处。

针灸方法：针刺或以火针代灸。火针可用大头针代替，烧红后垂直刺入皮肤约3mm，可按压片刻再出针，一般以一穴为准，在同一孔穴可重复1~2次。

（2）远近相呼法

腰痛特征：腰痛影响下肢运动。

取穴原则：在患处就近取穴与远道取穴相结合（循经或不循经，上肢或下肢均可）。常用就近取穴：阿是穴或腰夹脊（相应的）、大肠俞、肾俞等；远道取穴：委中、阳陵泉、承山、昆仑等。一般按腰痛的部位只选一组穴，即远近各一穴。

针灸方法：以针刺为主，在近处进针得气后停针不动，再于远处循经取穴（或不循经），进针得气后立即加强手法，令气直达病所即停，随即泻第一针，再下第二针处催气至病所，如此三度而行之，近处泻，远处补，可双手同时运针。

十八、阮步春治疗腰椎间盘突出症

【病案】关某某，男，58岁，干部。

现病史：患者6天前突然腰痛，不能转侧，右下肢后侧牵引痛。经某医院腰椎CT检查，诊断为L_4/L_5及L_5/S_1椎间盘突出。

现症见：腰痛牵引右股后掣疼，足趾麻木不仁，行动步履困难，形盛肥满，纳可，大便数天1次，小便黄赤而秒，舌偏红，苔黄厚、芒刺，脉滑洪。

中医辨证：湿热下注膀胱经络。

治则：化湿清热，疏经通络。

治疗取穴：腰阳关、十七椎下、大肠俞（右）、环跳、委中、金门、太溪。

操作：泻法，不留针。每日1次。

疗效：1周后，疼痛大减，大便通畅，小便清澈，舌淡红，苔薄润，脉弦。前方减太溪，平补平泻法，留针15分钟，治疗2月余，症状消失，复查正常。

【按语】腰椎间盘突出症临床表现为疼痛难忍，行动困难，病情急重。采用针灸治疗，不能单纯以止痛为法，应根据患者的体质差异、有无淫邪相挟等情况，进行具体辨析，因其虚实，随证施术，标本同治。从经络辨证的角度看，本病的病位大多在腰部以下的督脉、膀胱经及胆经，经气郁滞不通，不通则痛。故在选穴上以督脉和膀胱经为主，胆经次之。腰阳关为督脉经穴，十七椎下虽属经外奇穴，但也位于督脉，此二穴宣经通络，为主穴。若兼湿热蕴阻，宜化湿清热，引邪外出，必用太溪一穴。金元名医李东垣论治湿热，主张取用太溪，针而泻之，湿热可从水道而出。太溪为肾经原穴，"脏病取原"，泻之祛邪，确可收效。若兼肾气不足，宜补肾壮腰，取肾俞、命门，留而补之，并加温灸以温养肾阳。另外，"腿足有病寻风府"，下病上取，对久病者尤宜。金门是膀胱经之郄穴，可治疗急症。阳陵泉乃八会穴之筋会，活筋止痛功效显著。诸穴通补兼施，故可获效。

（李 威 张 音）

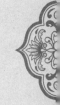

第四章

针灸治疗腰椎间盘突出症的疗效特点

目前，腰椎间盘突出症的治疗分为手术治疗和非手术治疗，临床治疗以非手术治疗为主。手术治疗不仅有严格的手术适应证和禁忌证，还存在风险大、费用高、后遗症多等问题。非手术治疗包括牵引治疗、手法治疗（如推、按、旋扳手法等）、物理治疗、卧床和药物治疗、针灸治疗、神经阻滞疗法。在非手术治疗中，传统针灸疗法因其效果好，不良反应少，操作简便受到广大患者的欢迎。针灸治疗由于针具、手法、取穴、操作等不同对腰椎间盘突出症的临床疗效具有不同影响，有待于进一步研究。笔者将临床针灸治疗腰椎间盘突出症的疗效特点与规律总结如下。

第一节 针刺治疗腰椎间盘突出症的疗效特点

针刺具有镇痛、安全、疗效显著的特点，其中深刺的起效时间更短，镇痛时间更长，能有效地缓解腰椎间盘突出症所表现的疼痛、麻木感。

1.针刺安全有效

针刺具有镇痛、安全、疗效显著的特点，是一种非药物性的绿色疗法，深受广大患者的青睐。针灸治疗腰椎间盘突出症主要是运用针感效应来释放中枢内源性阿片肽、钾离子和5-羟色胺等化学活性物质，降低外周单胺类递质，进而阻滞感觉异常的神经传导。局部针刺能降低血液血细胞比容，改善血流阻力，促进神经根或周围软组织的微循环，加快炎症物质代谢，恢复神经生理功能，冲破炎症物质与神经根受压间的恶性病态循环。

杨云兰将30例腰椎间盘突出症患者作为研究对象，选取阿是穴进行针刺治疗，每日1次。10次为1个疗程，2个疗程后判定疗效。结果：临床治愈23例，好转7例，无效0例，有效率为100%。结论：针刺阿是穴治疗腰椎间盘突出症疗效确切。

何晓慧选取腰椎间盘突出症患者60例，根据随机分配原则，分为治疗组30例和对照组30例，治疗组（深刺组）主穴：大肠俞、环跳、腰夹脊（双）、委中、阳陵泉、昆仑、太溪。配穴：寒湿型腰痛者配腰阳关；湿热型腰痛者配大椎；瘀血型腰痛者配膈俞；肾虚型腰痛者配肾俞（双）、关元俞（双）、命门。对照组（常规针刺组）主穴：大肠俞、环跳、腰夹脊（双）、委中、太溪、昆仑、阳陵泉；配穴加取同治疗组。治则：舒筋通络，活血止痛。操作：治疗组采用深刺大肠俞、环跳，施深刺使患肢出现放射性酸、麻、触电样感觉，以3次触电样刺激量为度。对照组则采用常规针刺治疗，以局部有针感为宜。两组经30分钟治疗后，在腰部及腿部施用推拿理筋类的整复手法操作20分钟左右。每日1次，连续3周。在治疗前及治疗后均对两组患者采用JOA评分和Oswestry功能障碍指数（ODI）评定，评估两组患者的病情情况、运动功能的预后恢复、日常生活处理能力的改善情况等。结果：两组患者治疗后的JOA评分均比治疗前显著提高；两组患者治疗后的ODI评分比治疗前降低。由此可见局部针刺对腰椎间盘突出症的治疗疗效突出。

李兆文等将60例腰椎间盘突出症遗留下肢麻木的患者分为药物对照组和针刺治疗组，各30例。针刺治疗组选取涌泉、环跳、委中、足三里、阳陵泉等穴，涌泉用迎随补法，其余穴用平补平泻。观察治疗前后临床疗效及肌电图的变化。结果：针刺治疗组总有效率（93.33%）高于药物对照组（80.00%）。治疗后腓总神经运动传导速度、腓肠神经感觉传导速度高于治疗前。结论：采用针刺涌泉为主的一组穴位，对治疗腰椎间盘突出症遗留下肢麻木有显著的临床疗效。

2.深刺起效时间短，镇痛时间长

徐修竹等随机选取接受夹脊穴深刺治疗的腰椎间盘突出症急性期患者94例，分为对照组与研究组，各47例，对照组接受常规夹脊穴深刺治疗，研究组接受MRI影像辅助下夹脊穴深刺治疗。对比两组治疗效果及生活质量指标影响。结果：研究组治疗有效率（95.74%）高于对照组（89.31%），且研究组患者生活质量指标改善情况更为明显。结论：在深刺夹脊穴临床治疗中应用MRI影像技术，可有效提升穴位选取的准确性，同时提高治疗效果，改善患者生活质量，可在腰椎间盘突出症急性期临床治疗中联合应用。

姚文平等将70例腰椎间盘突出症患者按随机数字表法分为普通针刺组和芒针组，各35例，分别采用普通针刺疗法和芒针速刺法治疗，10次为1个疗程，共治疗2个疗程。观察两组患者治疗前后McGill疼痛问卷评分、血清免疫球蛋白IgG、IgM变化和JOA评分及改善率变化。结果：两组患者治疗后McGill疼痛评分、血清IgG、IgM水平、JOA评分及改善率与治疗前比较差异有统计学意义，治疗后芒针组McGill疼痛问卷评分、血清IgG、JOA评分及改善率优于对照组，IgM比较差异无统计学意义。结论：芒针速刺法能明显改善腰椎间盘突出症患者的临床疼痛症状，并降低血清免疫球蛋白IgG、IgM水平。

胡春丽认为圆利针疗法作为九针之一，较常用的毫针疗法，具有镇痛效果明显、疗程时间短、起效迅速、镇痛时间长的优点，对于治疗各种痛症有较好的疗效，特别对于腰椎间盘突出症的疼痛效果明显。研究方法：本试验分为两部分。第一部分：对符合纳入试验标准的106例腰椎间盘突出症患者采用圆利针疗法进行治疗，治疗5次为1个疗程。观察患者治疗前后的疼痛分值变化、镇痛效果、临床疗效。第二部分：采用随机对照试验，拟招募符合纳入标准的患者60例，随机将这60例患者分为圆利针疗法组和毫针治疗组，圆利针疗法组予以圆利针疗法治疗，毫针治疗组予以常规毫针治疗。所有入组的患者记录其PRI（疼痛分级指数）、PPI（现有痛强度评定评分）、VAS（视觉模拟评分法），首次治疗后记录每个病例的起效时间及镇痛时长，一个疗程后记录其PRI、VAS、PPI的变化。结果：圆利针疗法与毫针治疗比较，具有起效时间较短、镇痛时间长的优势，而且经过圆利针疗法治疗后，患者的各项观察指标与毫针治疗比较有显著差异，说明圆利针疗法的治疗效果优于毫针治疗，能够明显地降低患者的疼痛分值，缓解患者的临床症状。结论：圆利针疗法治疗腰椎间盘突出症疗效显著，具有起效时间短、镇痛时间长的优势。

3.联合运用提高临床疗效

针刺和灸法联合运用，选穴组方得恰，辨证审因合理，则治宜祛邪通脉，活血止痛，以痛为用，通则不痛，通则气血畅、经脉利，用于临床效果甚佳。

徐世海等将90例腰椎间盘突出症患者随机分为对照组和观察组，各45例。对照组采用常规针刺治疗，观察组采用温针灸联合闪火法拔罐治疗，观察两组患者症状评分、NRS、JOA评分变化。结果：观察组症状评分、NRS低于治疗前，

JOA评分高于治疗前；观察组疗效明显优于对照组，差异有统计学意义。结论：温针灸联合闪火法拔罐治疗腰椎间盘突出症可有效改善患者的临床症状，其疗效优于针灸治疗。

穆静等选取92例腰椎间盘突出症患者，采用随机数字表法分为对照组和观察组，各46例。两组均给予温针灸治疗，观察组加用委中穴放血治疗。结果：观察组总有效率为93.48%、对照组总有效率为78.26%，两组比较差异有统计学意义。治疗后VAS评分观察组为（2.64±0.65）分、对照组为（4.37±1.29）分，JOA评分观察组为（22.54±2.14）分、对照组为（18.64±2.33）分，两组比较差异均有统计学意义。结论：温针灸结合委中穴放血治疗腰椎间盘突出症有较好的临床效果。

唐莉芸选取80例腰椎间盘突出症患者，并随机分为试验组和对照组，各40例。试验组采用温针灸治疗，对照组采用常规针灸治疗，比较两组临床疗效。结果：试验组愈显率为92.5%，显著高于对照组的65.0%；试验组治疗后VAS评分显著高于对照组。结论：温针灸治疗腰椎间盘突出症具有显著效果，可以提高临床疗效，缓解疼痛。

4.缓解疼痛和麻木

郭晓娜选取52例腰椎间盘突出症患者，随机分成对照组和观察组，各26例。对照组选取肾俞、大肠俞、环跳、秩边、阳陵泉、委中、飞扬穴治疗，其中肾俞、大肠俞两组穴位加电针。观察组在上述治疗基础上予以十七椎穴针刺。患者1周针刺4次，12次为1个疗程，1个疗程结束（3周）后进行效果评估。结果：对照组治疗前VAS评分为（3.3±0.5）分，治疗后评分为（1.5±0.9）分；观察组治疗前VAS评分为（3.2±0.7）分，治疗后评分为（1.0±0.9）分。观察组和对照组治疗结束后VAS评分改变量分别为（2.2±0.7）分及（1.8±0.6）分，观察组VAS评分降低程度大于对照组，组间差异具有统计学意义。下肢麻木的改善情况：对照组治愈率为5.56%，显效率为33.33%，有效率为55.56%；观察组治愈率为16.67%，显效率为50%，有效率为27.78%。结论：针刺肾俞、大肠俞、环跳、秩边、阳陵泉、委中、飞扬穴对腰椎间盘突出症引起的腰腿痛及下肢麻木有较好的治疗作用，配合针刺十七椎穴可以更有效地缓解腰椎间盘突出症引起的疼痛症状，对于下肢麻木的改善也有一定的意义。

吕俊勇等将87例以麻木为主要症状的腰椎间盘突出症患者随机分为两组。对照组（43例）采用牵引、推拿治疗，治疗组（44例）在对照组基础上加用电针配合手法快针强刺激治疗。10天为1个疗程，共治疗2个疗程。比较两组治疗前后JOA评分、麻木VAS评分。结果：两组治疗后JOA评分，主观症状、体征评分及日常生活能力受限评分均较本组治疗前升高，且治疗组各项评分均高于对照组。结论：电针配合手法快针强刺激为主的综合治疗对以麻木为主要表现的腰椎间盘突出症患者疗效确切，可显著改善患者临床症状、体征和麻木程度。

冯宝静选择的调查对象均进行过手术治疗，且术后均存在后遗症疼痛，共选择72例患者作为调查对象，随机分为观察组和对照组，各36例。对照组术后常规进行疼痛的治疗，观察组则采用针灸方案进行疼痛治疗，比较不同患者的治疗效果。针刺选择垂直进针的方法，行平补平泻，得气后连接针灸治疗仪，选用疏密波，患者肌肉以节律性跳动为力度。结果：对比两组患者的不良反应发生率，观察组出现1例，主要为椎间隙感染，占2.78%；对照组出现7例，占19.44%，其中存在尿潴留患者2例，椎间隙感染患者3例，下肢深静脉血栓患者2例。比较两组患者治疗前后的VAS评分和JOA评分，治疗前两组患者之间没有明显的差异，治疗后观察组明显比对照组更优。结论：对腰椎间盘手术治疗存在后遗症疼痛的患者通过针灸方案进行干预，可帮助患者缓解疼痛，促进腰椎功能恢复，同时还能够降低相关不良反应对患者的影响。

第二节　艾灸治疗腰椎间盘突出症的疗效特点

1.提高免疫力，促进恢复

督脉起于会阴，并于脊里，督脉虚衰经脉失养，则腰脊酸软。足太膀胱经"夹脊，抵腰中，入循膂"，病则"脊痛腰似折，髀不可以曲"。故治疗腰痛应以疏通督脉和足太阳膀胱经为主。采用温灸治疗器在督脉、双侧膀胱经第一侧线之间的区域施灸，具有施术独特、面积广、温通温补之力强、透灸等特点，发挥温补肾阳、温通经脉、祛寒除湿、扶固正气、平衡阴阳的作用。

吴萌萌等选取腰椎间盘突出症急性期患者60例，采用随机数字表法分为通脉温阳灸联合氯诺昔康组和氯诺昔康组，各30例。氯诺昔康组给予氯诺昔康8mg静脉滴注，每天2次，治疗10天；通脉温阳灸联合氯诺昔康组在氯诺昔康组治疗的基础上予以通脉温阳灸，隔日1次，分别于第1、3、5、7、9天灸疗，共5次。观察治疗前后VAS评分、直腿抬高试验角度和JOA评分，并记录治疗中不良反应和3个月随访情况。结果：治疗后氯诺昔康组、通脉温阳灸联合氯诺昔康组VAS分值分别为（1.94±1.41）分、（0.62±0.60）分，较治疗前（6.79±0.68）分、（6.83±0.70）分降低，直腿抬高试验角度、JOA分值较治疗前升高；通脉温阳灸联合氯诺昔康组愈显率（93.33%）明显高于氯诺昔康组（46.67%），治疗过程中通脉温阳灸联合氯诺昔康组未出现不良反应，且3个月后随访复发率低于氯诺昔康组。结论：通脉温阳灸联合氯诺昔康治疗腰椎间盘突出症急性期的临床疗效明显优于氯诺昔康治疗。

郭玉刚等选取腰椎间盘突出症经皮椎间孔镜髓核摘除术后出现下肢麻木的患者90例，随机分为补肾强督中药组和西医对照组，分别对患者治疗前、治疗1周后、治疗2周后及停药1个月后的棉签测试评分、视觉麻木VAS评分及针刺测试评分进行统计学分析。结果：补肾强督中药组和西医对照组治疗后较治疗前麻木情况均改善，但补肾强督中药组改善明显优于西医对照组，且停药1个月后疗效稳定，组间比较差异有统计学意义。结论：补肾强督法治疗腰椎间盘突出症经皮椎间孔镜术后下肢麻木症状有较好的临床效果。

李波幸将88例腰椎间盘突出症术后复发患者作为研究对象，按照随机数字法分为对照组和研究组，各44例。对照组予以电针治疗，研究组予以改良铺灸法联合电针治疗。比较两组患者临床疗效、中医证候积分、VAS评分、ODI评分、β-内啡肽水平。结果：研究组临床总有效率（97.73%）显著高于对照组（68.18%）；干预后研究组中医症候积分、VAS评分、ODI指数低于对照组，且研究组β-内啡肽水平高于对照组。结论：采用改良铺灸法联合电针治疗腰椎间盘突出症术后复发患者具有显著的临床疗效，可促进患者机体功能恢复，明显减轻患者的疼痛症状。

2. 抑制炎症介质表达，缓解疼痛

麻木和疼痛是腰椎间盘突出症的两大主要体征，目前对于腰腿疼痛治疗治愈率较高，而对下肢麻木治疗效果较差，形成了"止痛简单止麻难"的状况。艾绒温灸治疗可诱导内源性调控系统，带来更强的穿透性及生化反应，使温热的灸感透达至经络和深部组织。艾灸通过烧灼艾叶产生温热效应，刺激体表穴位，激发经气活动调整人体紊乱的生理生化功能，刺激督脉，达到通督温阳、祛湿散寒、化瘀通络、扶正祛邪的功效。

郭志彬等将148例腰椎间盘突出症患者随机分为治疗组和对照组，各74例。对照组给予基础治疗和三维牵引，治疗组加用温针灸法，治疗10天为1个疗

程，共治疗2个疗程。比较两组的临床疗效、VAS评分、JOA评分和血清白细胞介素–1β（IL–1β）、IL–6、超敏C反应蛋白（hs–CRP）水平。结果：治疗组的总有效率（97.30%）高于对照组（89.19%）；治疗后两组VAS评分和血清IL–1β、IL–6、hs–CRP水平均下降；两组JOA评分和直腿抬高试验评分均升高，且治疗组的JOA评分和直腿抬高试验评分均高于对照组。结论：温和灸可以通过抑制炎症介质表达，从而缓解疼痛，提高临床疗效。

张明钊研究78例腰椎间盘突出症急性期患者，随机分为单独治疗组和联合治疗组。单独治疗组除基础西药外实施骨愈方治疗（组成：当归15g、红花15g、熟地黄12g、桃仁15g、牛膝20g、川芎20g、鸡血藤10g、白芍12g），联合治疗组在单独治疗组基础上加温针灸治疗。比较治疗效果，治疗后血清炎症介质水平、VAS评分、JOA评分。结果：联合治疗组有效率（94.87%）高于单独治疗组（71.79%）；联合治疗组的炎症介质水平低于单独治疗组；联合治疗组VAS评分低于单独治疗组，JOA评分高于单独治疗组。结论：温针灸联合骨愈方在腰椎间盘突出症患者急性期治疗中的应用效果明显好于单独使用骨愈方，临床症状改善速度以及改善程度更佳，值得广泛实践。

3.改善微循环障碍，减轻炎症反应

隔物灸借助艾火的温热效应易于激发经络感传，促进药物吸收，从而达到活血化瘀、疏通经络、消肿止痛的作用。

王国书等将60例腰椎间盘突出症（血瘀型）患者随机分为对照组和治疗组，各30例。对照组采用单纯电针治疗，治疗组采用电针联合隔药灸治疗，每日1次，10次为1个疗程。治疗2个疗程后，比较治疗前后患者JOA评分。结果：治疗组与对照组均能明显改善患者腰椎功能，但治疗组改善较对照组更明显。治疗组总有效率为96.7%，对照组总有效率为83.3%，两组总有效率比较差异有统计学意义。结论：电针配合隔物灸是治疗血瘀型腰椎间盘突出症较佳的治疗方法，其疗效优于单纯电针治疗。

姚冰等采用随机方法将110例腰椎间盘突出症患者分为对照组和观察组，各55例。对照组口服双氯芬酸钠双释放肠溶胶囊和外用双氯芬酸二乙胺乳胶剂，观察组给予《神应经》腰痛三穴温针灸联合腰俞隔药灸治疗。两组疗程均为4周。治疗前后两组进行中医症状评分和腰部功能状态评分，并统计临床疗效，检测血液黏度指标、TNF–α、IL–6。结果：观察组总有效率为92.73%，明显高于对照组（74.55%）；观察组治疗后中医症状评分、腰部功能状态评分、血液黏度指标、血清TNF-α、IL-6水平明显低于对照组。结论：提示《神应经》腰痛三穴温针灸联合腰俞隔附子饼灸能缓解气虚血瘀型腰肌劳损患者的腰痛，改善腰部功能，改善微循环障碍，减轻炎症反应，临床疗效显著。

4.有效改善老年腰椎间盘突出症

邓蓓蓓等选取老年腰椎间盘突出症患者130例，随机分为观察组和对照组，各65例。对照组给予常规推拿，观察组给予颤压"腰三线"配合艾灸治疗。1个月后比较两组患者干预前后疼痛程度、疗效及满意度。结果：观察组患者1个月后疼痛程度轻于对照组，疗效优于对照组，满意度高于对照组。结论：颤压"腰三线"配合艾灸应用于老年腰椎间盘突出症患者中可缓解患者疼痛感，改善临床疗效，有效提高满意度。

彭果然等选取老年腰椎间盘突出症患者154例，随机分为对照组和观察组，各77例。对照组给予艾灸治疗，观察组在对照组的基础上给予身痛逐瘀汤，疗程各为8周。观察比较两组患者的临床症状、骨密度指标变化。结果：两组均有治疗效果，观察组有效率（92.2%）明显优于对照组（85.7%）。观察组治疗前后骨密度值有明显提高，差异具有统计学意义，而对照组治疗前后骨密度值差异无统计学意义。结论：采用身痛逐瘀汤联合艾灸治疗老年腰椎间盘突出症可取得较满意的临床疗效，提高患者满意度和生活质量。

5.适合寒湿证腰椎间盘突出症

陈平国等采用改良督灸治疗腰椎间盘突出症（寒湿证）患者30例。采用自制"温督粉"（附子、肉桂、细辛、丁香、苍术、川芎按2：2：1：1：1：1的用量粉碎）进行督灸，每周治疗1次，连续治疗4次为1个疗程，共治疗1个疗程。采用VAS评分评价腰部疼痛情况，采用《中药新药临床研究指导原则（第三辑）》中腰椎间盘突出症的疗效标准评价综合疗效。结果：腰部疼痛VAS评分，治疗前（6.45±0.78）分，治疗结束后即刻（3.95±0.50）分，治疗结束后1个月（0.97±0.42）分。治疗结束后1个月，采用上述疗效标准评价疗效，痊愈10例、显效10例、有效9例、无效1例。无效的1例，可能与该患者长期在寒冷环境下工作有关，进行第5次督灸治疗后症状缓解，但最终疗效评定结果为无效。结论：改良督灸治疗寒湿证腰椎间盘突出症，可以减轻腰部疼痛症状，疗效良好。

赵成珍等将60例腰椎间盘突出症患者随机分为治疗组和对照组，各30例。治疗组选取腰阳关，双侧气海俞、大肠俞、关元俞，施以"温通针法"联合温和灸；对照组给予风湿骨痛胶囊治疗。每日1次，7次为1个疗程，共治疗2个疗程。疗程结束后观察治疗前后VAS评分、JOA评分的变化，比较各组疗效。结果：治疗组总有效率为96.67%（29/30），优于对照组70.00%（21/30）；两组患者VAS评分、JOA评分较治疗前均有改善，且治疗组评分改善明显优于对照组。结论："温通针法"联合温和灸是治疗寒湿证腰椎间盘突出症的有效方法，临床疗效肯定。

史晓丽等发现采用大面积艾绒温灸治疗寒湿痹阻型腰椎间盘突出症下肢麻木的患者可以减轻疼痛，提高疗效，降低复发率。

综上所述，艾灸治疗可以缓解腰椎间盘突出症患者的疼痛症状，并提高免疫力，促进恢复，对于老年患者也有满意疗效，更适合寒湿证腰椎间盘突出症的患者。

第三节　微创针灸治疗腰椎间盘突出症的疗效特点

1.即刻镇痛，镇痛效果优于口服止痛药

刘仁岭等选取腰椎间盘突出症患者120例，采用简单随机分组法分为针刀松解组、芒针组、先针刀松解后芒针组、先芒针后针刀松解组，各30例。针刀松解组给予针刀松解治疗，芒针组给予芒针刺夹脊穴治疗，先针刀松解后芒针组先用针刀治疗后，再用芒针治疗，先芒针后针刀松解组先用芒针治疗，然后用针刀治疗。结果：针刀松解组有效率为83.33%，芒针组有效率为86.67%，先针刀松解后芒针组有效率为93.33%，先芒针后针刀松解组有效率为96.67%，先针刀松解后芒针组、先芒针后针刀松解组有效率优于针刀松解组、芒针组，差异有统计学意义；针刀松解组、先针刀松解后芒针组、先芒针后针刀松解组平均显效时间优于芒针组，差异有统计学意义；芒针组、先针刀松解后芒针组、先芒针后针刀松解组平均治疗次数优于针刀松解组，差异有统计学意义；先针刀松解后芒针组、先芒针后针刀松解组治疗后JOA评分、VAS评分优于针刀松解组与芒针组，差异有统计学意义。结论：针刀松解法、芒针刺腰夹脊穴及二者结合治疗腰椎间盘突出症均具有良好的临床疗效，针刀松解与芒针刺夹脊穴结合治疗腰椎间盘突出症的临床疗效明显优于单一治疗方法，在即刻镇痛、缩

短疗程、改善腰椎功能等方面可以达到优势互补的效果。

居永进等选取腰椎间盘突出症患者98例，采用随机数字表法分为治疗组与对照组。治疗组采用中医综合疗法（中药内服、外敷、针刀疗法及功能锻炼），对照组采用西药（艾瑞昔布片，1片/次，2次/日，口服）结合功能锻炼，共治疗4周，比较治疗前后两组患者的中医症状积分和JOA评分。结果：①治疗组中医症状积分优于对照组，差异有统计学意义。②两组患者JOA评分治疗后均明显高于治疗前；治疗组经过治疗后JOA评分明显高于对照组。结论：中医综合疗法治疗腰椎间盘突出症临床疗效显著，在缓解镇痛方面优于口服止痛药。

2.配合中药更佳

张平杰将96例腰椎间盘突出症患者按照随机数字表法分为实验组及参照组，各48例。两组均用微针刀浅筋膜层松解术治疗，实验组加用补肾活血祛痛方治疗。结果：实验组总有效率高于参照组，治疗后实验组JOA评分较参照组高，VAS评分较参照组低。结论：微针刀浅筋膜层松解术结合补肾活血祛痛方治疗腰椎间盘突出症疗效较好。

梅胜利选取78例肾虚型腰椎间盘突出症患者，按照随机数字表法分为观察组与对照组，各39例。对照组给予牵引及常规西药治疗，观察组给予小针刀辅助右归丸治疗。比较两组临床疗效、治疗前后相关血清指标、VAS评分、ODI评分和JOA评分。结果：观察组有效率高于对照组；治疗后，观察组VAS、ODI评分低于对照组，JOA评分高于对照组；观察组相关血清指标MMP-9、IL-1β及TNF-α低于对照组。结论：小针刀辅助右归丸能够显著降低肾虚型腰椎间盘突出症患者的血清疼痛相关因子水平，进一步减轻疼痛感，还可改善腰椎功能，进而提高患者的生活质量。

李燕选取腰椎间盘突出症患者78例，按照随机数字表法分为对照组与研究组，各39例。入院后两组均服用美洛昔康分散片，在此基础上对照组采取针刀整体松解术治疗，研究组在对照组基础上联合通络益肾方治疗。统计两组临床疗效、治疗前及治疗1个月后血清MMP-3及IL-1β水平、腰椎功能Lehmann评分、ODI评分及VAS评分。结果：治疗1个月后，研究组总有效率（94.87%）高于对照组（76.92%）；两组血清MMP-3及IL-1β水平较治疗前降低，且研究组低于对照组；两组Lehmann分值较治疗前增高，ODI分值较治疗前降低，且研究组Lehmann分值高于对照组，ODI分值低于对照组；两组VAS分值较治疗前降低，且研究组低于对照组。结论：采取通络益肾方及针刀整体松解术治疗腰椎间盘突出症可有效减轻患者疼痛感，降低血清MMP-3及IL-1β水平，改善腰椎功能，提高治疗效果。

3.安全有效，值得推广应用

欧文等选取腰椎间盘突出症患者112例，采用随机数字表法将患者分为实验组和对照组，各56例。对照组采用温针灸治疗，实验组采用超微针刀治疗，两组均连续治疗2周。比较两组治疗后临床疗效、首次显效时间、治疗前后腰腿疼痛程度、腰椎功能、下肢功能及腰椎屈伸最大肌力，记录不良反应发生情况。结果：实验组总有效率明显高于对照组；实验组首次显效时间明显早于对照组；与治疗前比较，治疗后两组患者腰腿部VAS评分及ODI均明显降低，且实验组明显低于对照组；两组直腿抬高角度均明显增大，且实验组明显大于对照组；与治疗前比较，治疗后两组患者腰椎前屈、后伸、左右侧屈最大肌力均明显升高，且实验组明显高于对照组；两组总不良反应发生率无明显差异。结论：超微针刀治疗腰椎间盘突出症可显著缓解患者腰腿部疼痛，改善腰椎功能及下肢功能障碍，临床疗效较好，安全有效，值得临床推广应用。

4.未来可视化操作的优势

针刀疗法是近几年应用较多的一种新兴治疗方法，且对腰椎间盘突出症的治疗有较满意的临床疗效。而针刀治疗的操作在盲视下完全凭借医者对解剖知识的掌握及治疗经验的积累，在操作过程中难免会损伤周围软组织、神经及血管。术者在肌骨超声引导下进行操作，可避开血管、神经，避免周围软组织不必要的损伤。

陈瑞等在肌骨超声引导下进行针刀治疗。操作方法：患者俯卧于治疗床，给予心电监护、指脉氧检测。医者直视下定位，选择病变椎间隙棘突间及椎旁关节突关节点，用龙胆紫标记各治疗部位，局部皮肤常规消毒后，5%盐酸利多卡因和灭菌注射用水按1：1比例稀释后，医者由浅及深做皮肤局部浸润麻醉。医者戴手套、铺洞巾，以右手持1.0mm×80mm的针刀，刀口垂直刺入皮下。肌骨超声探头常规消毒后，由助手持肌骨超声探头从针刀旁侧探测，在肌骨超声显影下医者从病变椎体棘突间隙进针，进针角度略向尾侧，直到针刀刀口线与腰背肌纤维走向平行，与脊柱纵轴平行，应用肌骨超声引导，当刀口抵触到腰椎椎板上缘调转刀口方向，刀口线与脊柱纵轴垂直，沿黄韧带上缘行纵行松解剥离，此时可闻及轻微的"咔咔"声。在超声显影下见针刀刀口触及相应椎板后侧，可纵行切割疏通，针刀有阻力突然消失的感觉，表明黄韧带已经切开。

询问患者是否出现下肢不自主弹动或麻木感，此时针刀刀口已经触及硬膜囊，不可再行深刺，应立即将小针刀退出0.5~1cm再横行铲剥。针刀刀口始终在相应椎板间进行操作，医者自觉针刀下有松动感，患者自诉腰部或下肢沉胀并伴有疼痛后出刀。治疗后在治疗部位压迫止血5分钟，肌骨超声再次确认无活动性出血后，以创可贴覆盖治疗部位，嘱患者1周后复诊。每周治疗1次。针刀治疗后第1天即口服补肾活血方。药物组成：附子（先煎）20g、菟丝子15g、熟地黄30g、山药15g、杜仲20g、丹参15g、姜黄20g、骨碎补30g、黄芪30g、盐牛膝20g、当归15g、甘草6g。日1剂，水煎2次共取汁400ml，分早、晚2次温服。针刀治疗后嘱患者卧床休息，如患者临床症状未见明显好转，可再次行针刀治疗。如临床症状见明显好转，嘱患者继续口服补肾活血方巩固疗效。治疗期间避免负重，并指导患者适度行腰背肌功能锻炼。研究结果表明在肌骨超声引导下针刀联合补肾活血方治疗腰椎间盘突出症疗效显著，操作安全，局部创伤小，患者生活质量明显改善。

卢笛等采用C臂透视下注射型针刀经腰椎间孔外口松解治疗腰椎间盘突出症。操作方法：①取俯卧位，腹下垫小枕，让腰椎曲度变浅、腰骶角变小，使腰椎横突间距变大，有利于注射型针刀到达椎间孔外口。C臂透视下根据体表放置的克氏针定位L_4、L_5棘突的体表位置。②$L_{4/5}$椎间孔注射及针刀松解：以L_4棘突划一横轴的平行线，在此平行线上的患侧旁开脊柱纵轴约8cm即为针刀入口；常规消毒铺无菌巾，取汉章3号注射型针刀，在局麻下与腰骶部平面呈45°夹角沿横轴划线方向进入体内，针刀刺到骨质后C臂透视证实此时针刀的刀刃正顶在$L_{4/5}$关节突关节的外侧，再将针刀后退1~2cm且向外侧略偏移，针刀的刀刃便滑过关节突关节，此时一般有落空感，即说明针刀已进入到$L_{4/5}$椎间孔，在注射型针刀的尾端连接已装有消炎镇痛液10ml的注射器，回抽无血液或脑脊液后缓慢注入消炎镇痛液5~6ml；并在C臂透视监视下，针刀紧贴着腰椎上下关节突关节的骨面在椎间孔外口提插、切割数刀，以松解神经根和椎间孔内的粘连软组织，提插切割时感到针刀下有松动即可拔出注射型针刀。③L_5/S_1椎间孔注射及针刀松解：同上体位，以L_5棘突画一横轴的平行线，在患侧与此横轴线向上呈15°角画一直线，在此画线上旁开L_5棘突8cm即为针刀入口，针刀方向即沿此画线直对L_5棘突，进针刀的角度、注射型针刀经椎间孔注射及椎间孔软组织粘连的针刀松解技巧均同$L_{4/5}$的治疗操作。④拔出注射型针刀后用无菌纱布顺针刀刺入方向按压进针刀口1分钟，压迫止血，贴创可贴。针刀松解治疗完成后改仰卧位，卧床休息半小时以上，患者无不适方能离院。每周1次，3次为1个疗程。研究结果表明，采用C臂引导下注射型针刀经腰椎间孔神经阻滞及周围软组织松解治疗腰椎间盘突出症是一种具有近期和远期疗效满意且安全性良好的微创治疗方法。

第四节　放血疗法治疗腰椎间盘突出症的疗效特点

中医学认为各种致病因素均可导致病变部位气血凝滞，影响经气运行，即可产生麻木。《金匮要略·中风历节病脉证并治》："邪在于络，肌肤不仁。"首次提出肌肤不仁与病邪侵袭络脉有关。《素问·痹论》指出："其不痛不仁者，病久入深。荣卫之行涩，经络时疏，故不通，皮肤不营，故为不仁。"提示正气虚弱，脉络损伤，瘀血阻滞，气血运行不畅，而引起阳经部位出现麻木，甚至也可累及阴经。张子和《儒门事亲》即认为麻木多与痹痛相伴，所谓"痹之为状，麻木不仁，以风寒湿三气合而成之"。《兰室秘藏》云："麻木，为如绳缚之久，释之觉麻作而不敢动，良久则自已。以此验之，非有风邪，乃气不行。"明代《医学入门》对"木"作详细的分辨，"木者，不痒不痛，按之不知，搔之不觉，如木之厚。常木为瘀血，间木为湿痰"。腰椎间盘突出症麻木主要是由外感六淫、肾虚等致病因素，使气血阻滞络脉，"虚则不通""瘀则不通"导致"不通""不荣"，从而产生麻木。刺络放血疗法是中医学中一种古老的、独特的非手术疗法。近年来经大量临床及实验研究发现运用刺络放血治疗腰椎间盘突出症疗效满意，具有以下疗效特点。

1.改善下肢疼痛麻木

下肢放射痛和/或麻木是腰椎间盘突出症的主要临床症状，也是腰椎间盘突出症患者就诊的主要症状，尤其是麻木，恢复缓慢、病程长且疗效不佳。感觉障碍是指机体感觉系统对外界刺激产生非正常的感觉反应。由于感觉障碍是一种主观感觉，治疗难度较高，目前临床上多用营养神经的药物进行治疗，但是单纯的药物治疗，有时不能取得良好的治疗效果。放血疗法作为针灸的一种特殊针法，对于治疗该疾病有显著的疗效。

郑侠海等对所有入选患者均应用梅花针循经叩刺治疗。治疗部位选择与病变的神经根相对应的经脉进行叩刺：$L_{3/4}$取隐白至血海段，$L_{4/5}$取足窍阴至阳陵泉段，L₅/S₁取至阴至委中段。操作方法：采用0.5%碘伏棉球消毒施术部位，将针尖对准叩刺部位，运用灵活的腕力垂直叩刺，即将针尖垂直叩击在皮肤上并立即弹起，如此反复进行。叩刺强度采用中等刺激，使经络局部皮肤明显潮红，微渗血，患者有疼痛感。叩刺后皮肤如有出血，须用消毒干棉球擦拭干净，保持清洁，以防感染。以上治疗每3天治疗1次，共6次。结果：患者总有效率为86.84%，其中治愈14例，好转19例，无效55例。治疗前后患者主观症状、客观体征、生活能力及3项积分总和比较，差异均具有统计学意义。结论：梅花针循经叩刺可有效改善患者的主观症状、客观体征及生活能力。

冯骅等将80例腰椎间盘突出症髓核摘除术后遗留下肢感觉障碍的患者随机分为梅花针组和西药组，各40例。梅花针组接受梅花针循经叩刺治疗，取相应手术节段神经根支配感觉区域的经络：L_{3/4}取足太阴脾经下肢段，L_{4/5}取足少阳胆经下肢段，L₅/S₁取足太阳膀胱经下肢段，每3天治疗1次，共治疗20次；西药组接受口服甲钴胺片500μg，3次/日。2个月后采用肢体神经感觉功能综合评价方法评估两组治疗后下肢感觉障碍恢复情况。结果：梅花针组总有效率为90.0%（36/40），优于西药组60.0%（24/40）。梅花针组中，术后1个月内采用梅花针治疗优于术后1~3个月开始治疗者，而术后1~3个月与术后3个月以上治疗效果无明显差异。结论：梅花针循经叩刺治疗腰椎间盘突出症术后下肢感觉障碍效果优于口服甲钴胺，术后1个月内梅花针干预效果最佳。

2.有效缓解疼痛

陈丽华等将100例患者以随机数字表法分为对照组与观察组，各50例。对照组给予西医对症干预，观察组在此基础上加用补肾祛湿汤联合刺络放血治疗，疗程均为2周。比较两组患者临床疗效及治疗前后中医证候评分、M-JOA评分、ODI评分、炎症细胞因子、β-内啡肽及超氧化物歧化酶（SOD）水平。结果：观察组总有效率为94.00%，显著高于对照组的72.00%；观察组患者治疗后腰部重痛、活动受限、受寒加重及活动痛甚评分均显著低于对照组；观察组患者治疗后M-JOA和ODI评分均显著低于对照组；观察组患者治疗后C反应蛋白（CRP）、IL-1β及TNF-α水平均显著低于对照组；观察组患者治疗后β-内啡肽和SOD水平均显著高于对照组。结论：补肾祛湿汤联合刺络放血治疗腰椎间盘突出症可有效缓解临床症状及体征，促进肢体活动功能恢复，降低机体炎症反应程度。

3.适用于血瘀型腰椎间盘突出症

尧斌等将60例血瘀型腰椎间盘突出症患者随机分为试验组与对照组，各30例。试验组采用针刺后配合梅花针重叩刺拔罐放血治疗，要求总出血量达到5~10ml；对照组采用针刺后予以梅花针轻度叩刺拔罐治疗，以局部皮肤出现潮红，或少量渗血为度。治疗隔日1次，7次为1个疗程，1个疗程结束后进行比较观察。结果：试验组与对照组组内治疗前后各症状指标积分在统计学上皆具有极显著性差异；试验组显效率为76.67%，对照组显效率为36.67%，两组间显效率比较具有显著性差异。结论：①针刺后配合梅花针进行叩刺拔罐治疗对血瘀型腰椎间盘突出症疗效显著；②采用梅花针重叩刺拔罐适当增加放血量，能够增强有效刺激量，提高临床疗效；③针刺配合梅花针重叩刺拔罐放血可以作为临床上治疗血瘀型腰椎间盘突出症的优选方案。

吴成祥等将60例血瘀型腰椎间盘突出症患者随机分为治疗组和对照组，对照组采用常规针刺加梅花针叩刺力敏点治疗（29例），治疗组在此基础上加拔火罐治疗（31例）。结果：治疗组愈显率为77.42%，明显高于对照组的31.03%。结论：梅花针叩刺力敏点加拔火罐能显著提高血瘀型腰椎间盘突出症的临床疗效。

4.量化标准

刺络放血疗法的最终疗效，不仅取决于放血的部位或穴位，而且与放血量的多少相关。《内经》中有较多的篇幅涉及刺血疗法，并且对它的适应证、出血量等有着详细的论述。对于放血的量效关系，到目前为止没有一个具体的标准和规范化，完全依赖医者个体经验的把握，这可能与中医的整体观念和辨证论治的思想有关系。

殷京等将60例腰椎间盘突出症患者随机分为观察组和对照组，各30例。观察组采用清宫正骨手法推拿和刺络放血治疗，对照组单用清宫正骨手法治疗，3天治疗1次，治疗3次为1个疗程，共治疗2个疗程。为防止重复使用三棱针导致交叉感染的风险，笔者采用注射用一次性长针头操作。选取双侧委中穴及2~3个腰部疼痛明显的阿是穴进行刺络放血操作。具体操作方法：在常规空气消毒过的换药室内进行，术者佩戴口罩、帽子，先局部按压腰部棘突两侧，在患者所感疼痛较为明显的部位及双侧委中穴做好标记。在标记处使用碘伏从内至外螺旋式消毒3遍，消毒范围局部5cm。再用75%乙醇脱碘。术者佩戴无菌手套，持一次性长针头快速刺入标记处，进针1~2cm后拔出针头，血液随后流出。助手佩戴好无菌手套后，挤压针口周围皮肤，并以消毒棉签擦拭血液，放血量以1~3ml为宜，依患者的耐受量和血液颜色深浅调整，血色稠黑者可多放，不能耐受者少放。操作过程随时观察患者是否有恶心、头晕等不良反应。操作结束时立即以无菌干棉球按压针口处，待无血液流出后予以碘伏消毒，无菌敷料敷贴针口。结果：观察组总有效率为96.7%，对照组总有效率为80.0%；治疗后VAS评分观察组低于对照组；JOA评分观察组高于对照组。结论：清宫正骨手法联合刺络放血治疗腰椎间盘突出症的临床疗效显著。

任景等针刺治疗结束后，首先对患者双侧腘窝进行拍打直至潮红，局部常规消毒后在委中穴迅速刺入三棱针2~3mm并迅速退出，放血1ml后使用消毒干棉球按压止血，每2天进行1次，共治疗7次。委中穴放血配合针刺治疗能有效减轻腰椎间盘突出症患者疼痛，缓解临床症状。

第五节　针药结合治疗腰椎间盘突出症的疗效特点

针药结合治疗效果较为突出，已在临床上得到肯定。近年来大量基础及临床研究表明，中医综合疗法可在缓解症状的同时，有效改善肢体活动功能和降低远期复发风险。

一、针刺结合中药

目前临床常采用针刺配合中药内服或外用治疗腰椎间盘突出症，外用大多采用活血化瘀结合热疗，内服根据辨证施治，主要有活血化瘀、补益肝肾等，如伴有精神障碍可根据情况予以抗焦虑或抗抑郁药。

朱晓华等将60例腰椎间盘突出症患者随机分为观察组和对照组，各30例。对照组采用针刺治疗，观察组采用针刺配合中药热熨治疗。热熨治疗主方选用身痛逐瘀汤。方中秦艽、羌活祛风除湿，桃仁、红花、当归、川芎活血化瘀，香附、没药、五灵脂行血止痛，牛膝、地龙通经络、利关节，甘草调和诸药，共奏活血祛瘀、通经止痛、祛风除湿之效。《灵枢·周痹》曰："及虚而脉陷空者而调之，熨而通之。"表明热熨有温阳补虚之效，可缓解肌肉痉挛，改善血液循环，使药效直达病所，从而改善患者疼痛等症状。

种文强等将120例腰椎间盘突出症患者随机分为治疗组和对照组，各60例。

治疗组选用针刺结合加味芍药甘草汤治疗，针刺以肾俞、腰夹脊（患侧）、大肠俞，环跳（患侧）、委中、阳陵泉、承山、尺胫针中胫部（膝–踝关节）膀胱经皮部3针为主穴。寒湿型配腰阳关；瘀血型配膈俞；肾虚型配志室；湿热型配三阴交。并每日服用加味芍药甘草汤（芍药24~40g、甘草6~20g、白术15~20g、牛膝10~12g、泽泻12~15g、泽兰30~50g，水煎服，早晚各1次）。对照组则仅选用针刺治疗（主穴和配穴均同治疗组），两组每次治疗30分钟，5天为1个疗程，疗程期间休息2天，3个疗程后比较McGill疼痛问卷表（SF–MPQ）积分、VAS评分、肌电图、腰部活动度在治疗前后的变化来评价疗效。结果：两组治疗后SF–MPQ数值降低、肌电图复查自发电位减少、运动单元电位数和电压增加、F波传导速度明显增快、腰部活动度加大、患者的生活质量明显改善，但治疗组在同一时间的各项指标明显优于对照组；治疗组和对照组治愈率分别是78.33%和56.67%，总有效率分别为90.00%和71.67%；治愈率和总有效率治疗组优于对照组。结论：针刺结合加味芍药甘草汤治疗腰椎间盘突出症的疗效优于单纯针刺治疗。

张平杰将96例腰椎间盘突出症患者按照随机数字表法分为实验组及参照组，各48例。两组均用微针刀浅筋膜层松解术治疗，实验组加用补肾活血祛痛方治疗。结果：实验组总有效率高于参照组，治疗后实验组JOA评分较参照组高，VAS评分较参照组低。结论：微针刀浅筋膜层松解术结合补肾活血祛痛方治疗腰椎间盘突出症疗效较好。

易洁娜选取腰椎间盘突出症患者80例，依随机法将其分为对照组和观察组，各40例。对照组采用常规针刺治疗，观察组在对照组的基础上服用独活寄生汤进行治疗，对比两组患者的治疗有效率和治疗依存性。结果：观察组患者的治疗有效率和治疗依存性均高于对照组。结论：在腰椎间盘突出症的治疗过程中采用独活寄生汤结合针刺疗法效果更加显著，值得在临床中推广使用。

佘奕钿等选取腰椎间盘突出症患者86例，按照随机数表法分为对照组和研究组，各43例。对照组行常规治疗，研究组在对照组的基础上联合独活寄生汤加减治疗，观察两组临床疗效、VAS评分、ODI评分、睡眠质量（PSQI）及生存质量［总体健康（GH）及心理健康（MH）］。结果：研究组总有效率显著高于对照组；治疗后研究组VAS评分、ODI评分和PSQI评分明显低于对照组；两组GH评分和MH评分较治疗前明显升高，且研究组明显高于对照组。结论：独活寄生汤加减联合针刺法治疗腰椎间盘突出症临床疗效显著，可有效缓解疼痛，恢复腰椎功能，提高睡眠及生活质量。

郑广程等选取腰椎间盘突出症伴发抑郁症患者64例，随机分为中药组和对照组，各32例。中药组以加味二仙汤治疗，2次/日；对照组应用氟西汀胶囊治疗20mg/次，1次/日。两组同时配合牵引及中频电治疗，7天为1个疗程，共4个疗程。应用HAMD-24量表、胡有谷主编《腰椎间盘突出症》疗效标准、SF-36生活量表评价疗效。结果：治疗4周后，中药组在临床疗效、SF-36生活量表中的GH、MH和SF等3个维度上优于对照组；临床抑郁症改善程度、SF-36生活量表中的PF、RP、BP、VT、RE等5个维度上两组疗效相当。结论：采用中药加味二仙汤联合牵引及中频电治疗腰椎间盘突出症伴发抑郁症有较好的疗效，且不良反应小，依从性好。

二、针刺结合西药

口服和注射用止痛药是西医治疗腰椎间盘突出症的常用药物，在改善麻木、酸胀等其他症状时营养神经药具有优势。

吴锦萍用塞来昔布联合针刺、推拿及骨盆牵引疗法对40例腰椎间盘突出症患者进行治疗，观察其治疗效果。结果：①治疗1周后，患者的临床治愈率为15%；治疗2周后，其临床治愈率为45%；治疗3周后，其临床治愈率为60%。②治疗3周后，治疗结果为无效、好转和临床治愈的患者分别为2例、14例和24例，其治疗的总有效率为95%。③治疗3周后，患者腰椎功能的优良率明显高于治疗前。结论：采用塞来昔布联合针刺、推拿及骨盆牵引疗法治疗气滞血瘀型腰椎间盘突出症的效果显著，能有效地缓解患者的临床症状，改善其腰椎功能。

西医学研究认为，治疗腰椎间盘突出症主要是修复受损的神经纤维。薛新丽等将100例腰椎间盘突出症患者随机分为观察组和对照组，各50例。观察组给予针刺结合甲钴胺肌肉注射，对照组给予甲钴胺肌肉注射。结果：观察组中，治愈20例，显效13例，有效11例，无效6例，总有效率88.00%；对照组中，治愈16例，显效8例，有效10例，无效16例，总有效率68.00%。通过数据分析两组存在显著性差异，观察组明显优于对照组。结论：针刺结合甲钴胺肌肉注射的临床效果较显著。

第六节 其他针刺治疗腰椎间盘突出症的疗效特点

一、耳针

申永寿等将160例腰椎间盘突出症患者作为研究对象，随机分为Ⅰ组和Ⅱ组，各80例。Ⅰ组患者采用体针疗法治疗，Ⅱ组患者在Ⅰ组的治疗基础上配合耳针沿皮透刺疗法和耳穴压豆疗法治疗，并观察两组患者的VAS评分、JOA评分及治疗效果。结果：治疗后，Ⅱ组患者的VAS评分低于Ⅰ组患者，其JOA评分及治疗的总有效率均高于Ⅰ组患者。结论：使用体针疗法、耳针沿皮透刺疗法联合耳穴压豆疗法治疗腰椎间盘突出症的效果显著，可缓解腰部疼痛的症状，提高腰椎功能。

叶蓓等选取急性腰椎间盘突出症患者74例，采用抛硬币法分为耳穴组和常规组，各37例。常规组患者均给予卧硬板床休息、局部湿热敷及腰椎牵引治疗，耳穴组患者在常规组基础上予以耳穴压豆治疗，2组均干预5天。观察并比较两组患者干预前和干预后VAS评分、ODI评分及PSQI评分的变化。结果：干预后，两组患者VAS评分均较前显著下降，且耳穴组患者干预后下降幅度较常规组更明显；两组患者ODI评分均较前显著下降，且耳穴组患者干预后下降幅度较常规组更明显；两组患者PSQI评分均较前显著下降，且耳穴组患者干预后下降幅度较常规组更明显。结论：耳穴压豆用于急性腰椎间盘突出症患者康复治疗中的效果肯定，其缓解疼痛效果明显，可改善腰椎功能，有助于改善患者的睡眠质量。

杨振芳将90例腰椎间盘突出症患者作为研究对象，随机分为对照组和观察组。对照组进行牵引＋康复护理，观察组进行牵引＋康复护理＋耳穴压籽。比较两组患者的康复效果，干预前后患者疼痛评分、腰椎功能评分、生活质量的变化。结果：观察组患者康复效果高于对照组；干预前2组疼痛评分、腰椎功能评分、生活质量相近；干预后观察组疼痛评分、腰椎功能评分、生活质量优于对照组。结论：耳穴压籽加牵引结合康复护理在腰椎间盘突出症中的临床应用效果确切，可有效改善腰椎功能和生活质量，减轻疼痛。

二、腕踝针

腕踝针是一种操作简便、镇痛疗效显著的特殊针刺疗法。其特点是针刺部位仅限于上肢的腕部与下肢的踝部，通过毫针采用皮下浅刺法来治疗疾病。腕踝针广泛用于治疗各种疾病，尤其对疼痛的治疗效果最佳。

黄裕等选取90例气滞血瘀型腰椎间盘突出症患者，基于子午流注理论使用腕踝针疗法联合循经刮痧法实施干预，观察患者JOA评分、疼痛评分、生活质量评分、C反应蛋白（CRP）的变化以及总体疗效。结果：经2个疗程治疗后治愈11例，有效76例，无效3例，总有效率为96.7%。结论：基于子午流注理论使用腕踝针疗法联合循经刮痧法在缓解气滞血瘀型腰椎间盘突出症疼痛方面疗效显著，值得临床推广。

王智君等将160例血瘀型腰椎间盘突出症患者作为研究对象，随机分为对照组和研究组，各80例，对照组采用腕踝针疗法（患侧下肢下5、下6区）治疗，研究组采用腕踝针疗法联合加味桃红四物汤药罐法治疗，共治疗7天。观察两组患者治疗前后VAS评分、JOA评分及中医证候积分，检测血清炎症介质TNF-α、CRP和IL-6水平。结果：治疗7天后，研究组总有效率为95.00%，高于对照组的81.25%；两组VAS评分均低于治疗前，研究组VAS评分低于对照组；两组JOA评分均高于治疗前，研究组JOA评分均高于对照组；两组中医证候积分中腰腿痛、腰部板硬、下肢麻木、腰膝沉重评分均低于治疗前，研究组这4项评分均低于对照组；两组TNF-α、CRP和IL-6水平均低于治疗前，研究组TNF-α、CRP和IL-6水平均低于对照组。结论：腕踝针疗法联合中药药罐法治疗血瘀型腰椎间盘突出症患者具有较好的临床疗效，可有效缓解临床症状，减轻疼痛程度与炎性反应，值得临床推广。

三、平衡针

平衡针灸学是结合心理、自然、生理、社会产生的医学整体调节模式，对人体的信息系统进行充分利用，结合针刺技术反馈效应原理，将针刺当作基本手段，选取人体特定穴位，将患者自身防卫系统激发，恢复平衡状态。平衡针实际上是结合西医学神经调控理论和传统针灸学产生的新方法，在选取针灸穴位时重视优化神经和经络的调控以及再分配，选取比较少的穴位，具有见效快、操作简单、疗效安全的优势。

林涌鹏采用平衡针治疗急性腰腿痛，认为针刺腰痛穴常可有效缓解腰痛，而对于部分伴有严重下肢痹痛的患者，若腰痛减轻后仍有下肢麻木疼痛者，加刺头痛穴往往可收奇效。

四、腹针

腹针疗法是薄智云教授基于传统中医针灸理论，开创了一种通过针刺腹部穴位调节脏腑、经络来治疗全身疾病的新型针灸方法。腹针疗法是以神阙布气假说为核心形成的一个微针系统，其穴位主治与腹部全息医学相类似，上肢疾病在上腹部取穴，腹部以下疾病在下腹部取穴。

薄氏腹针标准方案：主穴取水分、气海、关元穴。急性腰椎间盘突出症者取水沟、印堂；陈旧性腰椎间盘突出症者取双侧气穴；以腰痛为主者取双侧外陵、气穴、四满；合并坐骨神经痛者取对侧气旁及患侧外陵、下风湿点、下风湿下点。

操作：患者取平卧位，常规皮肤消毒，针刺手法轻、缓。水分、气海、关元深刺至地部，一般不提插捻转；四满、气穴、气旁、外陵中刺至人部；下风湿点、下风湿下点浅刺至天部，留针30分钟。

临床上运用腹针治疗腰椎间盘突出症疗效显著，而腹针疗法结合针灸、推拿、刮痧等疗法进行综合治疗，能够提高腰椎间盘突出症治疗的痊愈率和总有效率，更好地改善患者的生活质量。相比于传统针灸疗法，腹针疗法更加简便易行，安全无痛，有利于基层推广使用。

五、银质针

银质针是由"九针"发展而来，银质针经艾火燃烧时体内针尖温度为40℃、针身温度可达55℃，热能直接作用于病变局部或痛点，可松解粘连的病变组织，并可扩散至疼痛周围部位，加快病灶部位血液循环以及重建局部微循环，促进无菌性炎症的吸收；同时银质针针刺时通过增加病变局部的血流量，改善组织营养和组织细胞的新陈代谢能力，加速代谢产物和致痛物质的排出，促进炎症消散和组织再生。在常规西医基础上联合银质针艾灸治疗腰椎间盘突出症所致腰腿痛（血瘀证），可进一步改善中医证候和减轻疼痛，提高疗效。

赵继荣等将50例腰椎间盘突出症患者作为研究对象，随机分为治疗组和对照组，各25例。对照组采用单纯经皮激光椎间盘减压术（PLDD）治疗，治疗组采用PLDD联合银质针治疗。采用VAS评分、ODI评分分别评估两组患者术前及术后1周、1月、2月、6月的疼痛缓解情况及腰椎功能改善情况，采用改良的MacNab疗效评价标准评价患者术后2月、6月的临床疗效。结果：两组患者基线资料及术前VAS评分、ODI评分比较无差异；两组患者术后各时间点与术前比较，VAS评分均降低；治疗组术后1周、1月的VAS评分低于对照组。两组患者术后各时间点ODI评分与术前比较明显降低；治疗组术后1周、1月、2月的ODI评分明显低于对照组；治疗组术后2月、6月的优良率均为96%，优于对照组术后2月的优良率（80%），同样也优于对照组术后6月的优良率（92%）；治疗组术后2月、6月有效率均为100%，优于对照组术后2月的有效率（96%），同样也优于对照组术后6月的有效率96%；对照组术后2月优良率为80%，低于术后6月的优良率（92%）。结论：PLDD联合银质针治疗腰椎间盘突出症短期内能够有效缓解疼痛、麻木等临床症状，并且能够为突出髓核的逐渐回缩提供有利环境，值得临床推广应用。

六、浮针

浮针疗法是符仲华教授根据传统针刺理论结合自己多年工作经验，发明的一种新型疗法，具有适应证广泛、治疗效果突出、操作简单、安全、经济、无不良反应等优点。浮针疗法适用于各种临床疾病，尤其对疼痛类疾病效果显著。

孙闯选取76例腰椎间盘突出症患者，按照随机数字表法分为观察组和对照组，各38例。观察组行浮针治疗，对照组行毫针针刺治疗，对比两组临床疗效。结果：观察组治疗总有效率（94.74%）比对照组（78.95%）明显偏高。结论：针对腰椎间盘突出症患者，浮针疗法的效果优于毫针，临床应用价值高。

黄育聪等选取80例腰椎间盘突出症患者，按照入院时间进行分组，分为对照组和实验组。对照组采用常规针灸治疗，实验组采用浮针疗法治疗，比较两组治疗效果。结果：对照组的治疗效果较实验组显著较低，疾病控制时间较长。结论：腰椎间盘突出症应用常规针灸治疗及应用浮针疗法治疗，疗效上存在显著差异，应用浮针治疗能够提升治疗效果，病情能够在短时间内得到明显控制。

（蒋亚文）

第五章

针灸治疗腰椎间盘突出症的机制研究

针灸疗法是一种治疗腰椎间盘突出症的保守疗法，其疗效显著。针灸治疗腰椎间盘突出症的作用机制尚未明晰，本章将从镇痛作用、微循环障碍、神经机械损伤、分子生物学、信号通路、腰椎间盘退变、中枢神经信号、腰椎间盘重吸收等方面进行相关研究，并取得了一定进展。

一、镇痛作用

疼痛是腰椎间盘突出症的首要症状，因此镇痛作用的研究也是首要方向。目前公认的疼痛机制主要有机械性压迫致痛学说、化学性物质致痛学说以及自身免疫机制等。陶亚杰等通过观察腰椎间盘突出症患者电针前后临床疗效及对血清炎症介质和血浆血栓素 B_2 影响发现，针灸疗法对腰椎间盘突出症的治疗疗效显著，其作用机制可能是通过降低血清炎症介质和血浆血栓素 B_2 来减轻患者疼痛。陈霞等采用针灸治疗腰椎间盘突出症，研究发现针灸可显著降低腰椎间盘突出症患者视觉模拟评分（VAS）评分，改善患者临床症状，进一步提高治疗有效率。陈柏书通过针刺技术并配合田氏测痛治疗仪干预腰椎间盘突出症模型大鼠，研究发现针刺可以使大鼠血清及肌肉中超氧化物歧化酶（SOD）活性增强，总抗氧化能力（T-AOC）水平升高，丙二醛（MDA）含量降低，从而达到去自由基镇痛的目的。研究表明电针联合康复治疗可加强局部血液循环，促进局部代谢产物的吸收，解除局部神经根的压迫和炎症水肿，从而达到消除疼痛的目的。

二、改善微循环障碍

微循环障碍是脊神经根微血管血供缺少，容易受到机械压迫、炎症刺激等而产生静脉瘀血、毛细血管逆流和动脉缺血为特征的循环障碍，诱发腰腿部疼痛。针灸能有效改善腰椎神经根周围微循环状态，加快炎症渗出物吸收进程，降低局部血管通透性等。

张如祥等研究发现，电针能促进局部血液循环，为椎间盘提供营养，加快炎症介质的吸收，从而松解损伤组织的粘连部位，恢复腰部功能。李业等发现腰椎间盘突出症患者在西医对症干预基础上加用穴位针刺联合推拿方案有助于降低血液黏稠度、改善局部血液循环状态。亦有研究显示针刺郄穴能够增加患处血液循环灌注量、加快致痛化学物质和炎症介质的吸收及促进神经功能恢复等，有效改善腰椎间盘突出症患者的疼痛症状，提高生活自理能力。

三、缓解机械性神经损伤

机械性神经损伤是指压迫或牵引等机械因素导致腰部神经根发生结构性损伤。其在腰椎间盘突出症的发病中占有较大比重。在椎间盘退行性改变的基础上，劳损和外伤等外在原因导致髓核突出，周围神经组织受到刺激压迫，从而产生疼痛。研究者通过制备神经根受压迫的模型来进行实验研究，结果表明在压迫24小时后神经远端P物质和生长抑素聚集，背根神经节内细胞数目明显减少；在压迫1周后各类指标的变化则更为明显，表明机械压迫后神经功能受到损害进而产生疼痛。研究表明，电针可以减轻神经根水肿，松解粘连，加强坐骨神经纤维轴浆运输，促进代谢，有利于神经根水肿的消散。

四、分子生物学相关机制

1.降低基质金属蛋白酶（MMPs）含量

腰椎间盘退行性改变的病理因素是髓核中含水量降低导致椎节失稳松动以及纤维环坚韧程度的降低。正常的椎间盘中不表达MMPs，但受到炎症等刺激时，会分泌大量的MMPs，促进细胞外基质内胶原水解，导致髓核发生退行性病变。大量研究表明腰椎间盘突出症患者的椎间盘髓核组织中MMP-3含量增多，且游离脱出型患者突出物中MMP-3含量明显增高，进一步证实了MMP-3在椎间盘退行性变过程中起着重要的作用。蔡国伟等通过研究发现，电针结合偏正光能降低腰椎间盘突出症患者血清中MMP-3含量，改善患者疼痛症状。

2.降低白细胞介素（IL）含量

白细胞介素（IL）是一类由单核–巨噬细胞和T细胞所分泌的、参与细胞分化诱导和免疫调节作用的蛋白质或多肽。参与椎间盘退变的主要为IL-1、IL-6以及IL-20。现有的研究主要集中在IL-1和IL-6。IL-1是一种很强的致痛物质。有研究表明，IL-1在下腰痛和腰腿痛中的主要作用为对脊神经的痛性刺激，在受到刺激后脊髓背根神经节的敏感度会显著上升。IL-6是一种多效应细胞因子，其作用具有多效性，可刺激炎症细胞的聚集、激活以及炎症介质的释放，还能提高背根神经节的敏感性，这与神经根性疼痛有关。诸多研究指出IL-6可以通过多种途径导致腰腿痛的发生。首先，IL-6可以增强MMPs的活性，尤其是MMP-3，同时MMP-3也是导致椎间盘中基质各型胶原纤维降解的主要MMP，引起椎间盘的退变。IL-6可促进炎症细胞聚集，释放多种炎症介质，导致腰椎间盘发生退行性病变。在椎间盘退变的过程中，除了IL-6的参与，还有IL-8、IL-10、IL-20等细胞因子的参与。

有研究表明电针可能通过拮抗炎症介质（IL-1、IL-6）的表达水平显著改善腰椎间盘突出症患者的症状和体征。郭中华等用针刺结合推拿治疗腰椎间盘突出症患者，结果发现对比卧床休息的患者，针刺治疗主要通过降低患者血清IL-1β、TNF-α、TXB$_2$含量，显著改善腰椎间盘突出症患者局部炎性反应和微循环障碍，缓解腰腿疼痛等临床症状。

3. 降低肿瘤坏死因子（TNF）含量

TNF为强有力的炎症介导细胞因子，可与多种蛋白质或其他炎症介质互相作用，促进炎症的发生发展。人体中有多种能产生TNF的细胞，其中主要有巨噬细胞及活化的单核细胞。一般认为椎间盘中TNF主要来自于髓核组织。TNF可导致神经纤维内膜水肿、神经纤维脱髓鞘病变及神经根性疼痛。

卢卫等通过研究发现，针刺配合电刺激可显著降低腰椎间盘突出症患者血清TNF-α含量从而达到镇痛、消炎、解除神经受压、恢复正常功能的目的。有研究显示，电针深刺患侧大肠俞、关元俞和L$_4$、L$_5$、S$_1$夹脊穴可下调过度表达的趋化因子配体2（CCL2），减缓病理性疼痛；亦可间接影响TNF-α的表达，减轻免疫炎性反应，缓解疼痛，延缓腰椎间盘的退行性病变。高翱针灸治疗腰椎间盘突出症患者，连续治疗1周后对患者治疗前期、中期及结束时的JOA评分、McGill疼痛评分、炎症介质含量及腰屈曲范围（range of lumbar flexion，LFR）的结果进行差异性分析，结果发现治疗后在JOA评分、McGill疼痛评分、IL-1β、TNF-α、TXB$_2$及LFR等方面均有显著改善，说明针灸疗法能通过改善IL-1β、TNF-α、TXB$_2$含量达到减轻腰椎间盘突出症患者疼痛，改善患者运动功能，提高患者生活质量的目的。

4.降低血栓素B2（TXB₂）水平

血栓素（TXA_2）是前列腺素中的一种，由血小板产生，具有血小板凝聚及血管收缩作用，与前列环素作用相反，二者动态平衡以维持血管收缩功能及血小板聚集作用。TXA_2生物半衰期仅30s，迅速转化为无活性的TXB_2。李梦雪等通过观察电针夹脊穴联合康复训练对腰椎间盘突出症患者的影响，发现治疗后患者血浆TXB_2、IL-6、TNF-α水平均显著降低，得出电针夹脊穴联合康复训练可通过调节炎症介质及TXB_2水平，进而改善腰椎间盘突出症患者临床症状，提高生活质量。潘军英等运用循经取穴推拿结合圆利针疗法以及成角牵引治疗腰椎间盘突出症患者，结果发现患者治疗后的IL-6、TNF-α及血浆TXB_2水平均较治疗前明显降低，因此得出结论，循经取穴推拿结合圆利针疗法可通过降低腰椎间盘突出症患者的血清炎症介质水平和TXB_2水平从而达到治疗腰椎间盘突出症的目的。

5. 增加5-羟色胺（5-HT）含量

5-HT最早从血清中发现，故又名血清素，广泛存在于哺乳动物组织中，在大脑皮层及神经突触内含量很高。5-HT是一种抑制性神经递质，参与调节痛觉、情绪、睡眠-觉醒、体温等活动。在腰椎间盘突出症的发生发展中，5-HT被认为与疼痛感受装置有关。现代研究表明针刺可促使神经中枢释放如阿片肽、5-HT等止痛物质；消除炎症介质、抑制伤害性因子对疼痛感受器的刺激；同时降低外周单胺类递质的释放。周友龙等依据针刺镇痛神经生理学原理，结合针灸经络理论，探讨了踝三针镇痛作用的机制，结果显示踝三针组在30分钟、10天两个时间点均能提高机械痛阈值和脑内5-HT含量，且5-HT的含量与大鼠痛阈值成正比关系，认为踝三针的镇痛作用是通过增加5-HT含量、提高痛阈而达到镇痛的目的。

6.降低去甲肾上腺素（NA）含量

去甲肾上腺素（NA）是肾上腺素去掉N-甲基后形成的物质，在化学结构上也属于儿茶酚胺。NA既是一种儿茶酚胺类神经递质，主要由交感节后神经元和脑内肾上腺素能神经元合成和分泌，又是一种激素，由肾上腺髓质合成，但含量较少。循环血液中的NA主要来源于肾上腺髓质，具有收缩血管的作用，在腰椎间盘突出症患者中血清高NA被认为是与血管收缩痉挛引起疼痛等症状相关。张永臣等研究发现治疗后各组外周血中NA、5-HT、5-羟吲哚乙酸（5-

HIAA）均较治疗前明显下降，说明针刺可以通过调节腰椎间盘突出症患者血清 NA、5-HT、5-HIAA含量达到改善患者临床症状的目的。

7.降低促肾上腺素皮质激素（ACTH）含量

促肾上腺皮质激素（ACTH）是由脑垂体分泌的一种多肽类激素，具有促进肾上腺皮质合成和分泌肾上腺皮质激素的功能。ACTH的生成和分泌受下丘脑促肾上腺皮质激素释放激素（CRH）的直接调控，分泌过量的皮质激素反过来也能影响垂体和下丘脑的功能。目前研究认为针灸可以抑制下丘脑-垂体-肾上腺轴功能亢进，降低亢进状态下的ACTH过度表达，明显改善机体的免疫功能。马文珠等给予腰椎间盘突出症模型平衡针治疗，发现造模后的大鼠血清β-内啡肽（β-EP）、ACTH含量明显升高，经平衡针治疗后，血清β-EP、ACTH含量分别在第7天、14天较模型组显著降低，说明平衡针可能是通过影响ACTH分泌代谢而调节机体应激状态，进而缓解腰椎间盘突出症神经根压迫所造成的腰腿痛症状。

8.上调β-内啡肽（β-EP）水平

内啡肽是一类内源性的具有类似吗啡作用的肽类物质，由脑下垂体和脊椎动物的丘脑下部分泌。而β-内啡肽（β-EP）是一种代表性的镇痛作用较强的强啡肽，是机体抗痛系统的组成部分。β-EP可以抑制感觉传导递质P物质的释放从而降低机体的疼痛反应；而随着血清β-EP水平的下降，机体痛觉过敏被诱发，局部疼痛感受增加。陈丽华等研究发现，补肾祛湿汤联合刺络放血治疗腰椎间盘突出症可通过上调血清β-EP和SOD水平，有效缓解临床症状，恢复肢体活动功能，降低机体炎性反应程度。宰风雷等通过观察温针灸对腰椎间盘突出症患者血浆β-EP的影响发现，温针灸可通过提高患者血清β-EP值从而抑制P物质的释放，抑制痛觉的传递，实现镇痛的作用。

9.前列腺素E$_2$（PGE$_2$）

PGE$_2$是作用广泛的一类细胞因子。其对细胞的生长与调节起重要作用，是与炎症、细胞生长及创伤的愈合等生理病理过程密切相关的重要介质，也是人体中最重要的炎症致痛因子之一，可通过自分泌或旁分泌的形式发挥生物学功能。研究发现PGE$_2$在椎间盘退变及软骨退变的过程中发挥不可忽视的促进作用，并且可对终板细胞的生物学形状产生影响，在椎间盘退变过程中的作用还体现在其症状方面。研究发现，刺络放血可下调血浆PGE$_2$与髓核磷脂酶A$_2$（PLA$_2$）水平，从而拮抗炎性反应。李海燕等研究发现，针刺能显著降低患者血清TNF-α、PGE$_2$、IL-6水平，从而达到缓解疼痛，改善腰椎功能的目的。

10. 降低磷脂酶A2（PLA$_2$）含量

磷脂酶A2（PLA$_2$）是局部组织炎症的启动物质，它可以水解花生四烯酸，产生PGE$_2$、白三烯等一系列具有强烈致炎致痛作用的代谢产物。因此，它是炎症的特殊标记物。PLA$_2$可通过直接刺激神经根引起化学性神经根炎。有学者于1990年首先证明突出的腰椎间盘组织中含有高活性水平的PLA$_2$，随后发现由突出的椎间盘中提取的PLA$_2$具有强烈的致炎作用。Chen等发现坐骨神经痛是由高浓度的PLA$_2$损伤神经根所致，如果此时存在椎间盘突出物的机械压力，则引起坐骨神经产生持续性疼痛。侯树勋教授在一项临床对照研究中发现腰椎间盘突出症患者椎间盘髓核中PLA$_2$的活性显著高于正常人，且与腰椎间盘突出症患者的腰腿痛程度呈明显正相关性。艾炳蔚等发现电针结合中频脉冲可改善压迫神经根组织内PLA$_2$、组织胺的含量，认为这可能是其缓解腰神经根压迫症的作用机制之一。

11. 改善水孔蛋白（AQPs）水平

水孔蛋白（AQPs）又名水通道蛋白，是一种位于细胞膜上的蛋白质，参与人体组织水代谢过程，具有高度水通透性。研究者认为椎间盘营养途径主要靠水代谢进行，水代谢通过弥散作用营养椎间盘组织并参与椎间盘组织体积变化，而水代谢主要由AQPs主导。有研究认为，AQP1表达与腰椎间盘退变程度有关。王靖文等研究发现电针可以升高退变的椎间盘AQP1、AQP3的水平，改善退变椎间盘水弥散能力。

五、对信号通路的影响

JAK激酶（JAK）信号转导及转录激活因子（STAT）信号通路被认为可以调动机体产生炎性反应，从而参与神经病理性疼痛的过程。有研究者发现，在针对慢性缩窄性压迫性坐骨神经损伤的神经病理性疼痛模型大鼠中，其脊髓JAK2/STAT3信号通路的相关蛋白可被激活。林元杰等通过采用自体髓核移植建立腰椎间盘突出症大鼠模型，并将48只雄性SD大鼠随机分为正常组、假手术组、模型组和电针组，并在治疗的不同时间采用Western Blot法检测各组大鼠脊髓JAK2、磷酸化JAK2（p-JAK2）、STAT3、磷酸化STAT3（p-STAT3）的表达水平。结果：模型组造模后9天和16天 p-JAK2、p-STAT3蛋白表达显著上调，电针组造模后9天和16天 p-JAK2、p-STAT3蛋白表达降低。结论：电针可缓解腰椎间盘突出症大鼠神经痛，其机制可能与抑制脊髓JAK2/STAT3信号通路有关。

佟思琪等研究发现，电针夹脊穴可通过上调PKA/CREB通路的表达而增加AQP1、AQP3 mRNA含量，促进椎间盘AQP1、AQP3蛋白的表达，延缓椎间盘退变所致的腰痛。很多研究表明，电针可上调cAMP、PKA的含量及退变椎间盘终板软骨细胞AQP1、AQP3蛋白的表达水平，通过调控CAMP/PKA通路延缓椎间盘退变并促进椎间盘组织的修复。当然，针灸参与腰椎间盘突出症信号通路的调节是多重的、复杂的，仍有待进一步研究。

六、对自由基的影响

一氧化氮（NO）集细胞生物信使分子和细胞毒因子的功能于一身，并且还有自由基的特性，能参与氧自由基的反应，在生物体内形成一系列具有重要生理和病理作用的自由基及硝基化合物。有研究证实腰椎间盘突出症患者髓核组织表达诱导型一氧化氮合酶（NOS）mRNA并导致NO过量释放，而过量的NO可增强胶原酶和MMPs活性，从而抑制基质蛋白多糖的合成，从而造成腰椎间盘的退变。氧自由基能够攻击生物膜中的多不饱和脂肪酸，引发脂质过氧化作用，并因此形成脂质过氧化物。脂质过氧化作用不仅把活性氧转化成活性化学剂，即非自由基性的脂类分解产物，还能通过链式或链式支链反应，放大活性氧的作用。因此，初始的一个活性氧能导致很多脂类分解产物的形成，其中一些分解产物能引起细胞代谢及功能障碍，甚至死亡。生物膜中的多不饱和脂肪酸的过氧化导致氧自由基引起细胞损伤，脂氢过氧化物的分解产物亦能致氧自由基引起细胞损伤。SOD对机体的氧化与抗氧化平衡起着至关重要的作用，SOD含量是外周神经组织抗自由基能力的重要指标，SOD活力的高低与炎症、自身免疫病有着密切的联系。长期的自由基损伤，可能是椎间盘退行性变以及骨质增生的原因。有研究表明NO、SOD参与腰椎间盘突出症病理、生理过程的发生发展。有研究发现针药结合能显著增加患者血清SOD水平，从而达到治疗作用。曲淑婕等通过观察腰三针联合穴位按摩对腰椎间盘突出症患者的治疗效果及SOD表达水平，发现腰三针联合穴位按摩能够有效改善腰椎间盘突出症患者的SOD和α1酸性糖蛋白（α1-AGP）水平，恢复患者的腰椎功能，减少患者的疼痛程度，总体治疗效果好且安全性较高。

七、对生物力学的影响

椎间盘由髓核、纤维环和软骨终板组成，髓核中含有大量水分，正常情况下可以使椎间盘承受较高的压缩载荷。同时，较多的水分又使得髓核具有很大的膨胀压，需要纤维环的拉应力来平衡，一方面保持了椎间盘的高度，避免了椎间盘的坍塌；另一方面也使得髓核所承受的轴向压力转换成纤维环的环向应力。多裂肌作为腰椎稳定性的关键肌，是目前研究的重点。细胞骨架蛋白是指细胞质中由蛋白丝组成的非膜相结构系统的蛋白质。椎间盘细胞中的细胞骨架蛋白有actin、tubulin和波形蛋白（vimentin）等。力学信号在细胞内部深层的传导主要通过细胞骨架蛋白来实现，机械力刺激作用于椎间盘细胞时，细胞外基质结合细胞骨架，介导细胞内蛋白构象的改变。张德宏等发现，大鼠纤维环细胞actin骨架在静态培养时呈现明显的应力纤维，而不同幅度和时间的牵拉可影响actin骨架的聚合和解聚，提示细胞骨架组成的结构变异对椎间盘细胞的力学功能具有重要作用。李妍玲等将40只新西兰大白兔分为正常组、模型组、假模型组、电针组，每组各10只。模型组采用轴向加压法建立腰椎间盘退变模型，电针组给予L_4、L_5双侧夹脊穴电针疗法，共治疗28天。各组于术后第28天和56天取出椎间盘组织，通过Western blot检测不同时间点椎间盘细胞中actin、tubulin的表达。结果：电针治疗后椎间盘细胞中actin、tubulin的表达均升高。结论：电针夹脊穴可通过上调模型兔退变腰椎间盘细胞中actin、tubulin的表达，促进退变腰椎间盘细胞骨架恢复，从而达到延缓椎间盘退变的目的。

八、对中枢神经信号的影响

随着静息态功能磁共振成像（RS-fMRI）技术在疼痛领域的广泛发展与大量应用，腰椎间盘突出症神经损伤所致的慢性腰腿痛的机制研究已经不再局限于病灶局部，大量研究证实持续疼痛与大脑功能的改变及中枢损害存在一定相关性。刘宜军等采用踝三针治疗腰椎间盘突出症L_5神经根性痛，并进行RS-fMRI扫描，发现L_5神经根性痛使大脑功能区发生变化，静息态默认网络的活动受到抑制，活动水平下降。针刺治疗后，其信号通过神经通路到达相应的脑功能区，使之被激活或抑制，产生镇痛效应。李霁等研究发现针刺能激活腰椎间盘突出症坐骨神经痛患者的脑部颞上回区域。腰椎间盘突出症所致的慢性腰腿痛脑病理机制复杂，中枢调节的功能网络较多，一般很少受单一网络的控制。因此，针灸治疗参与调节的中枢功能网络也一定是多区域的。

九、对腰椎间盘重吸收的影响

腰椎间盘突出后未经化学融核、手术治疗等外科干预的情况下发生的突出髓核自发变小或者消失的现象称为腰椎间盘突出后的重吸收。此概念最早由 Guinto 于 1984 年提出，发现突出的椎间盘组织可以缩小或者消失，并称之为"自发性消退"。目前对腰椎间盘重吸收发生的具体机制尚不明确，研究者主要从自身免疫、血管化因素、炎性反应、基质合成和分解代谢失调、组织脱水、细胞凋亡及其信号通路等，并从重吸收与时间的关系、重吸收与突出类型的关系、重吸收与 Modic 改变的关系等角度阐述突出物发生重吸收的临床特点。针灸被认为是促进腰椎间盘重吸收的重要治疗手段之一，针灸在促进椎间盘重吸收方面的作用包括改善局部神经受压、降低炎症介质释放、发挥免疫调节、改善血供障碍、调节中枢神经递质、提高痛阈等。

还涵等通过针灸治疗 60 岁男性腰椎间盘突出症患者，6 个月后复查腰椎 MRI 示：$L_{4/5}$ 椎间盘突出自发性重吸收。周斌等通过针灸、手法正骨、中药熏蒸、中药汤剂内服等煲粥疗法，治疗 40 岁女性腰椎间盘突出症患者，入院时首次突发腰部疼痛，活动受限，强迫体位，伴左臀部酸胀。当时 CT 检查示：L_5/S_1 腰椎间盘稍后突出，左侧神经根稍水肿；腰椎 MRI 示：L_5/S_1 椎间盘左侧后方突出 8mm，压迫左侧神经根，治疗后 2 个月复查腰椎 MRI 示：L_5/S_1 椎间盘略向中央左侧后膨隆突出 2mm，轻度压迫硬膜囊与左侧神经根，4 月后复查腰椎 MRI 示：L_5/S_1 椎间盘膨出 1mm，伴变性（T2WI 信号减低），认为针灸联合保守治疗主要是通过改善局部微血管循环来消除炎症水肿、控制症状。综上，针灸疗法在椎间盘的重吸收方面产生了积极作用。

针灸作为腰椎间盘突出症的一种重要的保守疗法，广泛应用于临床。现代其应用方法众多，例如单纯毫针刺、电针、火针、刺络放血、穴位埋线、穴位注射、针灸与推拿结合、针灸与牵引结合、针灸与中药结合等。针对针灸治疗腰椎间盘突出症的机制研究多样且复杂，目前针灸治疗腰椎间盘突出症的作用机制主要体现在针灸对疼痛、微循环障碍、分子生物学指标、机械性神经损伤、中枢神经信号通路、腰椎间盘重吸收等方面，各种作用机制并非独立存在，而是多靶点、多方面，相互关联、相互影响。

（吉玲玲　王　卫）

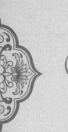

第六章
特殊人群腰椎间盘突出症的防治

第一节　青少年腰椎间盘突出症的防治

一、概述

青少年腰椎间盘突出症临床发病率较低，仅为1%~5%。但若得不到及时的诊治，会影响青少年的生长发育及心理健康。在青春期时，椎体软骨终板成为二次骨化中心，正常状态下骺软骨在21岁左右与椎体完全融合。因此，我们将21岁及以下的腰椎间盘突出症定义为青少年腰椎间盘突出症。

青少年腰椎间盘突出症的临床表现与成人腰椎间盘突出症有明显不同，一般检查不易确诊，临床上易延误诊断，或即使诊断后，因其对手术治疗存在明显顾虑，容易拖延病程。因此，本节着重对青少年腰椎间盘突出症的发病机制、临床特点、治疗、预防与心理等几个方面进行阐述。

二、发病机制

1.外伤

外伤是青少年腰椎间盘突出症发生的主要致病因素。据文献报道，约40%~80%的青少年患者出现根性症状前存在明显的外伤史，其次为青少年运动员在剧烈的体育活动中突然扭伤、摔伤等。这些外伤因素导致腰椎间盘纤维环破裂，髓核膨出或突出，压迫腰骶神经根，从而造成神经根水肿。研究表明在某些病理条件下可产生大量炎症介质，刺激椎间盘内神经末梢，引发腰痛。

2.椎间盘退变

近年来更多的研究显示外伤并不是主要致病因素，外伤很可能是椎间盘微损伤、退行性变前的刺激因素。有学者提出外伤可能仅在青少年纤维环早期即存在变性或退变这一前提下起触发作用。青少年时期纤维环水分含量高，韧性较大，从力学角度来看，包含水分较多的纤维环在承载轴向负荷时可向周围放射，将应力散布蔓延，即使是在剧烈运动或腰部遭受强大的外力时，椎间盘仍能满足承接缓冲的要求，并不会导致纤维环撕裂。除非在受到外伤之前纤维环已经出现变性或缺损，这种情况下，外伤属于一种引发青少年腰椎间盘突出症的诱因，而不是主要致病因素。一项研究发现约30%的青少年在腰椎MRI检查中呈现出椎间盘水分减少、椎间隙高度变小的征象。

3.遗传因素

遗传因素也是一个重要的病因。一项研究发现，30余例腰椎间盘突出症的低龄患者中，有亲属患同类型疾病的占2/3。Lee等将15例青少年患者作为研究对象，分析后发现有超过20%的患者存在家族史。Patel等报道了青少年腰椎间盘突出症患者的一级和三级亲属的相对风险分别是4.15和1.46。Nemoto等报道了一例同卵双生双胞胎兄弟，无外伤及其他诱因情况下，几乎在同时（二者发病间隔3个月）发生椎间盘突出，且二者症状体征、椎间盘突出节段及类型均相似。故遗传因素是众多学者认同的导致发病的因素之一。目前还有研究认为，椎间盘退变或突出的遗传模式可能是多个微效基因的共同效应。维生素D受体基因、胶原基因、蛋白聚糖基因、转录因子及炎症介质等基因的多态性已经被发现可能与椎间盘退变或突出有关。

4.脊柱先天畸形

脊柱先天畸形也可改变椎间盘正常力学系统，导致椎间盘加速变性。其中最常见的是腰骶移行椎和关节突关节不对称。研究发现，在18~20岁无腰腿痛症状的青少年志愿者中，合并有L_5椎体骶化的志愿者中$L_{4/5}$椎间盘退变程度明显重于无L_5椎体骶化的青少年，L_5椎体骶化能促进其上位椎间盘的早期退变。另一研究结果显示在29名患者中有1/3存在脊柱畸形，主要以骶椎腰化、腰椎骶化等形式存在。关节突关节不对称可能通过力学机制促进椎间盘的早期退变，尤其在受到较大暴力时，瞬间的剪切力可能造成纤维环破裂，最终导致腰椎间盘突出症。

5.发育异常

有研究表明在青少年时期，如果椎体的软骨终板在生长发育过程中发生变异，也可导致椎间盘组织发生变性，从而引起早期退变。有学者在组织学方面证实了青少年患者中存在发育异常。国内有学者认为腘绳肌持续痉挛、外伤可能导致年轻人群出现钙化型腰椎间盘突出症，其中腘绳肌痉挛可能是主要致病因素。

青少年腰椎间盘突出症的发病机制目前尚有较大争议，目前的观点倾向于青少年腰椎间盘突出症发病可能是在椎间盘早期退变的基础上，外伤、遗传、畸形、发育异常等多种因素综合作用的结果。

三、临床特点

青少年腰椎间盘突出症的临床表现与成人腰椎间盘突出症一样，均存在腰痛和（或）腿痛的症状，但其临床表现差异亦较明显，主要有以下几点。

1.男性为主

男性患者占主要群体，运动员较多见。

2.症状轻，体征重

患者有腰部外伤史或剧烈运动史，遭受强大的外力数小时之后即感腰部疼痛或神经根性痛，疼痛程度相对较轻，客观体征更加明显，直腿抬高试验阳性十分常见，具有症状轻、体征重的特点。

3.脊柱（腰部）僵硬或畸形

患者常出现腰部僵硬，甚至出现脊柱侧凸或后凸，一般属于代偿性功能性脊柱侧凸。由于青少年的脊柱较成年人更灵活，可以通过调整体态来间接减轻压迫，长期持久地改变姿势从而引发代偿性脊柱侧凸，所以有些诊断为特发性脊柱侧凸的少部分青少年患者，可能是由腰椎间盘突出症引起的，临床上一定要注意鉴别。

4.影像学检查

（1）X线检查：包括脊柱全长片检查，该类检查大多数患者椎间隙无明显异常，容易漏诊或误诊。但X线检查对于腰椎外伤骨折、腰椎滑脱、腰椎肿瘤的鉴别诊断有重要参考价值，并且能发现脊柱侧后凸、腰骶移行椎、隐性脊柱裂等特殊影像学改变。

（2）CT检查：CT检查可清晰地显示椎间盘突出程度、部位、方向及神经根受压情况，青少年腰椎间盘突出症患者的CT表现特点是中央型多见，并且几乎所有患者均无椎间盘膨出的"积气征"、腰椎骨质增生、关节突肥大、椎旁韧带增厚、钙化等成人腰椎间盘突出症常见的伴发征象。

（3）MRI检查：MRI检查主要是通过测定各组织中运动质子的密度差来判定病变部位，图像更清晰，尤其对软组织有很好的分辨力。青少年腰椎间盘突出症的MRI表现为椎间盘退行性变后水分的丢失和胶原与非胶原蛋白的变化，这种退变表现为髓核信号明显降低，MRI还可显示硬膜囊受压等情况。CT检查在显示是否合并软骨板撕脱等方面优于MRI，而在确定髓核是否脱出于后纵韧带下、脱出髓核是否游离等方面MRI则明显优于CT。

因此，青少年腰椎间盘突出症的最终诊断有赖于CT或MRI，尤其是MRI，不仅能明确椎间盘突出的部位与类型，还能显示硬膜囊、神经根的受压程度，有无椎间盘变性等。

四、治疗

1.保守治疗

青少年腰椎间盘突出症的保守治疗包括卧床休息、牵引、硬膜外封闭、NSAID药物治疗及中医药治疗等，约90%的患者通过保守治疗，病情得到缓解或治愈。其中，卧床休息是保守治疗的基础，对于急性发作疼痛明显的患者，建议卧床休息2~3周。

（1）保守治疗的适应证：①初次发作、病程短的患者；②病程虽长，但症状和体征较轻的患者；③影像学检查显示椎间盘突出较小者；④由于其他系统疾病，不适合手术者。

（2）保守治疗的方法

1）针灸疗法：针灸疗法是中医学治疗腰椎间盘突出症最具特色的保守疗法之一。针灸具有调理脏腑、疏通经络、行气调血等作用，现代基础和临床研究均发现了针灸的多重作用机制。（详见第五章）

2）推拿疗法：推拿疗法也是中医学治疗腰椎间盘突出症最具特色的保守疗法之一，其作用机制主要是通过推拿达到疏通经络、调和气血、整复理筋等目的。西医学认为推拿的作用主要是通过手法来调节骨与关节、肌肉、韧带之间的关系，维持其生物力学稳定。如杨运善等研究认为，推拿手法联合康复训练治疗青少年腰椎间盘突出症的临床疗效明显优于单纯推拿手法。在传统手法基础上配合现代康复训练，可以更好地调节椎间盘结构内外的稳定性，进一步发挥推拿在治疗青少年腰椎间盘突出症中的优势。

3）牵引疗法：腰椎牵引能解除肌肉痉挛，恢复腰椎生理曲度，纠正脊柱代偿性畸形，加大椎间隙，降低椎间盘内压力，改变突出物与受压物的空间关系，使刺激减轻，炎症消退，进而减轻疼痛症状。闵正等对15例青少年腰椎间盘突出症患者采用小重量持续骨盆牵引治疗，结果显示总有效率为93.3%。张树昆采用牵引结合脊柱推拿治疗33例青少年腰椎间盘突出症患者，结果显示总有效率为90.1%，并且牵引时配合脊柱推拿能更有效地改善症状。

4）中药治疗：中药治疗青少年腰椎间盘突出症多从瘀着手，治疗原则以活血逐瘀为主。苏州市中医医院骨伤科韩松、姜宏等使用中药汤剂研究发现采用以益气逐瘀利水为主法的中药治疗青少年腰椎间盘突出症具有良好的疗效，并能促进突出的椎间盘重吸收。采用中药治疗青少年腰椎间盘突出症能否取得满意的临床疗效，关键在于临床辨证是否准确，因青少年正处于生长发育期，其体质与成人有异，所以临床用药时应注意中药的灵活加减变化。

5）硬膜外封闭治疗：高云峰对18例青少年腰椎间盘突出症患者采用药物静脉滴注结合硬膜外封闭治疗，有效率为83.3%，其中优良率为72.2%。

对于青少年腰椎间盘突出症的治疗，保守治疗肯定是首选方案。目前针灸、推拿、牵引、中药等多种疗法在临床常用，如何选择某一种或某几种组合疗法，其介入先后与力度如何优化，将值得今后进一步深入研究。

2.手术治疗

（1）传统开放手术：主要行腰椎后路椎板间开窗椎间盘切除术——单纯椎间盘切除术。

优点：手术视野开阔，减压彻底，复发率低。一项研究对129名青少年腰椎间盘突出症患者行上述手术的成功率高达95%，术后随访满意率为87%。可见腰椎后路椎板间开窗椎间盘切除术这一经典术式效果确切。

缺点：破坏较多解剖结构，破坏脊柱稳定性，甚至影响发育。术中不可避免的神经根牵拉导致术后炎症刺激残留，慢性腰痛，或有组织粘连等。因此，如必须实施此术式，应尽量减小损坏，减少椎板间开窗范围，避免神经过度牵拉，避免静脉丛的损伤，使脊柱后面相关组织结构保持相对完整，不影响患者今后的生长发育。目前也可以在显微镜下进行该项操作，能够进一步减小医源性损伤。

（2）微创手术

1）化学溶核术（CNL）：在C型臂/O型臂引导下，用穿刺针穿刺到病灶，通过穿刺针注入具有消融髓核作用的药物，达到溶核的目的。罗杰等对23例青少年腰椎间盘突出症的患者行经皮穿刺臭氧介入消融术，术后优良率达87.0%；Kuh等对65例青少年腰椎间盘突出症的患者行胶原酶化学溶解术，术后成功率为91%。因此，化学溶核术可作为微创手术方案，但若伴有椎间盘钙化，则此法并不适宜。

2）经皮椎间盘切吸术与经皮激光椎间盘减压术：经皮椎间盘切吸术（PLD）与经皮激光椎间盘减压术（PLDD）是在C型臂引导下，直接经皮穿刺到病变节段内，解除病变组织对后方结构的压迫刺激，具有创伤较小、能最大限度地保持脊柱稳定性等优势，在青少年腰椎间盘突出症患者中也有一定的应用价值。若纤维环破裂，突出物较大或明显脱出者，则此类方法并不适用。

3）经皮内镜下腰椎间盘髓核摘除术（PELD）：随着脊柱微创技术的发展，PELD已成为主流手术。PELD主要包括经皮内镜椎间孔入路椎间盘切除术（PETD）和经皮内镜椎板间入路椎间盘切除术（PEID）两种术式。

此术式的优点是术中高倍视野清晰，直视下摘除变性的髓核组织、修复破裂的纤维环等，并且切口小，出血少，组织损伤轻，避免剥离椎旁肌肉及软组织，保留腰椎后部肌肉复合体的完整性，术区瘢痕形成少，有利于保持脊柱的稳定性、不影响患者今后的生长发育，如术后效果不佳，对再次拟行的翻修手术亦影响小。特别是PETD可以在局麻下进行，降低了麻醉风险和费用，术中操作时医患良性互动既是手术安全的保障，也是手术成功的基础。但任何一种治疗方式都不是尽善尽美的，不足之处在于本术式学习曲线陡直，难以掌握，并且需一定剂量的射线透视，而且对于明显脊柱不稳，甚至滑脱等患者则有明显缺陷，对于本身高髂嵴的患者也不适宜。

青少年腰椎间盘突出症的手术方式在不断创新，无论是通过开放方式还是当下快速发展的微创手术方式，均能有效去除病灶，而且会有越来越先进的治疗方式随着现代医疗技术的不断发展应用于临床，对于青少年腰椎间盘突出症的患者而言，无论采取何种手术方式，都应结合青少年自身的发育特点和自身病情进行个体化选择，因人制宜，才能达到满意的效果。

五、预防与心理

1.预防

青少年腰椎间盘突出症的预防重点有以下几个方面。

（1）床的选择：可以是硬板床（不是直接躺在木板上），也可以是有一定弹性的床垫，这样有助于缓解腰背肌的疲劳。

（2）睡姿：仰卧位和侧卧位都是比较好的睡眠体位。仰卧时同时屈髋屈膝，或垫一软枕在膝关节后面，可以减轻椎间盘压力。

（3）坐姿：正确的坐姿是上身挺直，收腹，下颌微收，下肢并拢，双足下可垫一小凳，使髋部略低膝部。如坐有靠背的椅子，可以配一块背垫于腰部，使腰背紧贴椅背，这样在坐姿正确的基础上，可以减轻久坐后腰部的肌肉酸痛，防止椎间盘突出。

（4）站姿：正确的站姿是两眼平视，下颌稍内收，胸部挺起，腰部平直，小腿微收，两腿直立，两足距离约与骨盆宽度等宽。这样整个骨盆可以适当前倾，全身重力是头颅、脊柱、骨盆、双下肢、足的重力线。正确的站姿可以防止椎间盘突出。

（5）定期体检：无论有无症状，都应到正规医院定期体检，如有相关症状，需要及时就诊，早发现，早检查，早治疗。

（6）注意保暖：腰部是非常怕冷的地方，腰部受凉可产生痉挛，局部血液循环减少，影响椎间盘的营养供应，从而合并其他原因时更容易导致椎间盘突出。

（7）避免脊柱畸形：目前由于青少年学习负荷重，不良的读书写字姿势非常普遍，若长时间得不到纠正，脊柱的正常发育就会受到影响，导致脊柱畸形，加速腰椎间盘突出。

（8）弯腰搬运重物时应挺直腰部，下蹲双膝，牢固抱紧重物，保持腰部挺直的状态下，伸直双膝站立，避免直接弯腰负重，也要避免长时间弯腰。

2.康复锻炼

康复锻炼可以缩短腰椎间盘突出症的发病病程，减轻病痛，促进康复。急性发作期应卧床休息，如2周症状缓解后，可以逐步进行腰背肌锻炼，下地活动时需带上腰围。

锻炼的原则是：由轻到重，由简及繁，循序渐进，持之以恒。以下介绍几种康复锻炼腰背肌的方法。

（1）拱桥式：仰卧位，双腿屈膝，运用两侧的肘关节、双脚、头部5个支点，缓慢用力将自己的臀部抬高，每次保持10秒钟左右，然后躺下来休息。这种锻炼方法比较安全，相对推荐。

（2）飞燕式：俯卧位，伸直双下肢，同时上抬双上肢和双下肢，使之离开床面，维持数秒。这种锻炼方法也比较安全。

（3）倒走：倒走可以使身体重心后移，也可以站立时脚掌前垫一物体使重心后移，减轻腰椎间盘的压力。

3.心理护理

由于青少年的年龄特殊性，手术治疗对其是一种强烈的心理应激过程。我们应该向青少年腰椎间盘突出症患者解释疾病的病理及疼痛程度；对于需要接受手术治疗的患者，耐心讲解术前常规准备及术后保健恢复知识；鼓励患者表达自己的焦虑与紧张情绪，倾听患者感受、增加与患者的交流。

家长对病情的认识水平、情绪变化及心理状态会直接影响青少年患者的心理状态。因此，在对青少年患者进行心理护理的同时，医护工作人员还应该同时关注患者家长的心理与情绪变化，以征得患者家长的行动帮助和心理支持。

青少年患者对疼痛的敏感性高、耐受度差，保守治疗或手术治疗后都应该对患者加强心理安抚，减轻患者的焦虑情绪。对于接受手术治疗的患者，术后还可以采用止痛泵类的辅助设备减轻手术疼痛，叮嘱患者保持术后的正确体位以减轻疼痛等。

此外，还应该在饮食方面加强对患者的心理护理工作，叮嘱患者少量多次饮水，保持良好的生活及运动习惯。

第二节　老年腰椎间盘突出症的防治

一、概述

一般认为，老年腰椎间盘突出症是在老年人群中（≥60岁），在腰椎间盘突出的病理基础上，由突出的椎间盘组织刺激和（或）压迫神经根、马尾神经所导致的临床综合征。随着我国社会老龄化进程的加快，老年腰椎间盘突出症患者数量呈逐年上升趋势。老年腰椎间盘突出症的临床表现与成人不一样，老年患者更常伴随严重脊柱退变和内科基础病，如糖尿病、高血压、心脑血管疾病等，使其病症变得十分复杂。故对老年腰椎间盘突出症多采用保守治疗。但当患者保守治疗无效时，手术治疗仍是重要的治疗手段。因此，本节着重对老年腰椎间盘突出症的发病机制、临床特点、治疗等方面进行阐述。

一、发病机制

长期劳损导致椎间盘的退变是老年患者腰椎间盘突出症的根本原因，偶然的事件（如外伤、受凉等）是其诱发因素。随年龄增长，椎间盘逐渐退化，脱水，失去正常弹性，髓核的弹性和张力减退，椎间盘受力时缓冲作用减弱，纤维环的同时退变或劳损更容易发生纤维环破裂。髓核即可通过纤维环破裂的裂隙处突入椎管内，压迫硬膜囊或神经根产生相应的临床症状，或者发生椎间盘的高度降低，椎间隙日益狭窄，加上邻近椎体的（过度）活动，反复牵拉，发生炎症介质的释放、周围软组织的钙化、椎小关节增生、骨赘形成、黄韧带增生等多重病理改变，这些都是造成椎间盘突出或合并椎管狭窄的重要因素。

因此，老年患者的病程一般较长，自身合并的腰椎退变更加明显，突出的具体形式更加多样，可以是广泛的椎间盘膨出，也可以是较大的中央型、旁中央型椎间盘突出，常合并椎管狭窄、椎体滑脱失稳、骨质疏松症。这些可使老年患者的临床表现呈现多样性，而不会单纯表现为神经根刺激症状。

二、临床特点

1.症状

老年患者的病程一般较长，反复发作，症状逐渐加重，通常以腰痛为主诉，特别是下腰痛为主，急性发作时往往合并下肢放射痛，并伴有运动或/和感觉障碍，症状较迫切。

2.体征

老年患者存在（下）腰棘突及周围压痛，叩击痛，但不一定存在明显放射痛，直腿抬高试验不一定明显阳性，考虑原因是老年患者椎间盘组织中水分与蛋白多糖含量减少，所释放的炎症介质对神经的刺激减少，使其下肢放射痛及直腿抬高试验严重程度较青壮年降低，但合并椎管狭窄、滑脱失稳的患者常伴有间歇性跛行。神经系统方面的体格检查往往伴有节段神经所支配的下肢运动、感觉不同程度地下降。

3.影像学检查

MRI 为老年腰椎间盘突出症首选的影像学检查手段；CT 与 MRI 相比可更好地观察腰椎的骨性结构，但对椎间盘和软组织的分辨较差；X 线不能直接显示椎间盘突出，主要用于观察腰椎骨结构及序列变化；脊髓造影和椎间盘造影、选择性神经根阻滞在影像学与症状体征不符时责任节段的确定、腰椎手术失败后治疗计划的制定等方面具有一定优势；神经电生理检查可以在影像学证据的基础上进一步证实神经根损害的存在。

三、治疗

老年腰椎间盘突出症患者在治疗上应首先考虑保守治疗，但对经正规保守治疗，效果不佳，椎间盘突出明显，神经受压严重，或有明确的椎管狭窄、腰椎滑脱、腰椎失稳等多重因素存在，且无明显骨质疏松表现，在条件允许时，可以尝试手术治疗。

1.保守治疗

老年腰椎间盘突出症患者的保守治疗方案基本类同青少年腰椎间盘突出症患者的保守治疗方案，包括卧床休息、针灸、推拿、牵引、硬膜外封闭、NSAID 药物治疗、中药汤剂等多种方案。但需要指出的是，合并骨质疏松、心肺功能障碍、消化道疾患等患者，在药物治疗、推拿、牵引等具体操作过程中，需因人制宜，顾及个人实际情况来具体实施。

2.手术治疗

（1）确定手术节段：老年腰椎间盘突出症患者常合并腰椎管狭窄症、腰椎滑脱、腰椎失稳等。确定责任节段和减压范围是手术成败的关键，采取多节段减压还是单纯处理责任节段目前仍存在争议。仅单纯处理责任节段可导致邻近节段退变加大，远期复发的可能性加大；但仅单纯处理责任节段具有手术创伤小、避免腰椎失稳、术后恢复快等优势。有研究在随访后发现多节段减压与单纯责任节段减压术后疗效无明显差异，且适合老年腰椎间盘突出症患者。

（2）微创手术：现以 PELD 为主流。目前国内报道认为 PELD 治疗老年腰椎间盘突出症总优良率为 80% 以上，但远期疗效尚无大样本报道。有学者比较 PELD 与椎板开窗术后，发现二者近期疗效相同，但 PELD 在手术损伤、术中失血、术后恢复时间等方面具有一定优势。PELD 也有局限性，其手术适应证较椎板开窗术窄，特别是难以处理较大钙化，或游离型，或伴有严重椎管狭窄的腰椎间盘突出症。

（3）开放手术

1）非融合类（椎板开窗，或伴椎板半/全切除术）：包括椎板间开窗髓核摘除术、半椎板切除髓核摘除术、全椎板切除髓核摘除术等。椎板间开窗髓核摘除术的特点是软组织分离少，骨质切除局限，对脊柱的稳定性影响很小，适用于大多数单纯型椎间盘突出症患者。半椎板切除髓核摘除术的特点是视野清晰，容易操作，神经根减压充分，但易出现腰椎不稳。全椎板切除髓核摘除术的特点是显露充分，减压充分，但容易导致腰椎不稳或滑脱，或硬膜囊外和神经根外瘢痕粘连，造成继发性椎管狭窄。

2）融合类：目前认为老年腰椎间盘突出症需要行融合术的指征如下。①术前腰椎过伸过屈片示腰椎不稳且有对应临床表现者；②需行全椎板减压，但椎体间关节退变不严重，无骨桥形成者；③需行广泛椎板减压，减压范围包括一半以上的小关节者；④术后对腰部运动要求高，活动量相对较大，预期寿命相对较长者。

椎间融合术可恢复椎间隙高度，扩大椎间孔，解除神经压迫症状，增加受累节段的稳定性。

（4）围手术期管理：引入加速康复外科（ERAS）理念，术前应使患者心理放松，创造舒适的环境，加强对基础疾病的控制，并确定好适合的个体化手术方案（含麻醉方案）和术中、术后意外事件的应急方案；术中仔细操作，精确定位，避免粗暴操作，松解彻底，并需要减少出血（特别是处理好静脉丛出血）；术后加强护理，正确运用NSAIDs、神经营养等药物，指导早期的康复锻炼等。

（顾　纯　罗　莹）

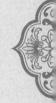

第七章
腰椎间盘突出症的日常管理与护理

腰椎间盘突出症治疗手段多种多样，但劳累、受凉均可再次诱发，其反复易发也是影响患者身心健康的重要因素。合理规范的治疗在本病的任何时期都起着不可代替的作用，也是临床医生及患者不容忽视之处。中医讲究整体观念、辨证论治和中医个体化健康指导。笔者在此介绍的治疗方案，包括针灸方案、日常康复和特色中医护理，但也不是单纯的中医治疗，是在常规西医治疗的基础上，发挥中医药的特色，以求最佳疗效。

第一节　临床治疗方案推荐

一、针灸治疗原则和方法

1.针灸治疗原则
针灸治疗腰椎间盘突出症采用分期治疗。急性期（包括慢性腰痛急性发作）和慢性期的选穴处方不同，前者远端穴位为主结合强刺激泻法，后者采用局部穴位结合平补平泻或补法。

2.选穴处方
（1）急性期和慢性腰痛急性发作：建议以阿是穴或远端取穴为主，针用泻法，行大幅度提插捻转等强刺激。急性期针灸治疗取穴不局限于局部，可采用阿是穴或疼痛部位循经取穴，远端取穴也常常有较好的效果，比如针刺委中穴（腰背委中求）可缓解腰部疼痛和活动不利。

（2）慢性期：主要以局部穴位为主，配合远端取穴，可根据中医分型或经络辨证选穴。

3.方法

（1）急性期和慢性腰痛急性发作：针用泻法，可夹持电针，或刺络拔罐、走罐、耳针等加强刺激。

（2）慢性期：针用平补平泻或补法，病程日久或肾虚腰痛可结合艾灸、热疗、穴位注射等温经通络之法。气滞血瘀型可加用刺络拔罐等活血通络。

（3）局部粘连：可选用小针刀治疗，一般取椎间隙压痛点等。采用松解手法可释放局部肌肉张力，解除神经周围的卡压，从而改善周围血液循环，松解周围组织的粘连，减轻周围的无菌性炎症。

4.干预时机

急性期和慢性期均可采用针灸治疗，能明显改善症状、缩短病程。

5.运动锻炼和自我保护

急性期严格卧床休息，卧硬板床，保持脊柱平直。恢复期，下床活动时佩戴腰托加以保护和支撑，注意起床姿势，宜先行翻身侧卧，再用手臂支撑用力后缓缓起床，忌腰部用力，避免体位的突然改变。注意保暖，适当康复训练。

二、方案推荐

针灸治疗腰椎间盘突出症常采用综合治疗，如针刺可结合拔罐、耳针、刺络放血、中频脉冲电治疗、穴位注射、TDP等。

1.急性期和慢性腰痛急性发作

（1）后溪穴：直刺0.5~1寸，局部胀痛。后溪取穴时应微握拳，针刺后尽量保持原姿势，起针时也应保持针刺时姿势，以免引起疼痛。可配合针刺运动疗法，留针同时令患者活动腰部。

（2）人中穴：向上斜刺0.3~0.5寸，旋转捻针3~5次，留针30分钟，配合软组织松解手法，并在留针同时令患者活动腰部。

（3）委中穴：患者俯卧位，直刺1~1.5寸，或用三棱针点刺腘静脉出血。

（4）外关穴：直刺0.5~1寸。可灸，可配合针刺运动疗法。

（5）腰痛穴：直刺0.3~0.5寸或向掌心斜刺0.5~1寸。可灸，可配合针刺运动疗法。

2.慢性期

（1）气滞血瘀证

主穴：阿是穴、大肠俞、委中。

配穴：膈俞。

操作方法：针用泻法，夹持电针，每次30分钟，每日1次。局部可采用刺络拔罐、走罐；针刺后结合TDP照射。

综合技术：①中医特色技术活血通络熏蒸方熏蒸治疗、活血通络方外敷、穴位注射（VitB$_{12}$或地塞米松+普鲁卡因）等；②理疗：腰部中频脉冲电治疗、低频脉冲电治疗、激光、微波等。

中药汤剂：身痛逐瘀汤加减。

中成药：腰痛丸口服。

康复训练：卧硬板床、飞燕式锻炼、五点支撑锻炼、腰肌训练。

（2）湿热痹阻证

主穴：阿是穴、大肠俞、委中。

配穴：阴陵泉、三阴交。

操作方法：针用泻法，夹持电针，每次30分钟，每日1次。局部可采用刺络拔罐、走罐等。

综合技术：①中医特色技术活血通络熏蒸方熏蒸治疗、穴位注射（VitB$_{12}$或地塞米松+普鲁卡因）等；②理疗：腰部中频脉冲电治疗、低频脉冲电治疗、激光、微波等。

中药汤剂：加味二妙散加减。

中成药：腰痛丸口服。

康复训练：卧硬板床、飞燕式锻炼、五点支撑锻炼、腰肌训练。

（3）风寒湿阻证

主穴：阿是穴、大肠俞、委中。

配穴：腰阳关。

操作方法：手法平补平泻，夹持电针，每次30分钟，隔日1次。针刺后结合艾灸治疗。

综合技术：①中医特色技术活血通络熏蒸方熏蒸治疗、四子散热敷、穴位注射（VitB$_{12}$或地塞米松+普鲁卡因）等；②理疗：腰部中频脉冲电治疗、低频脉冲电治疗、TDP照射等。

中药汤剂：甘姜苓术汤加减。

康复训练：卧硬板床、飞燕式锻炼、五点支撑锻炼、腰肌训练。

（4）肝肾亏虚证

主穴：阿是穴、大肠俞、委中。

配穴：肾俞、命门。

操作方法：手法平补平泻，夹持电针，每次30分钟，隔日1次。针刺后结合艾灸治疗。

综合技术：①中医特色技术活血通络熏蒸方熏蒸治疗、四子散热敷、穴位注射（VitB$_{12}$或地塞米松+普鲁卡因）等；②理疗：腰部中频脉冲电治疗、低频脉冲电治疗、TDP照射等。

中药汤剂：偏肾阳虚用右归丸加减；偏肾阴虚用左归丸加减。

中成药：腰痛丸口服。

康复训练：卧硬板床、飞燕式锻炼、五点支撑锻炼、腰肌训练。

第二节　日常康复管理

一、腰腿疼痛

1.评估疼痛的诱因、性质、腰部活动、下肢感觉、运动情况。

患者主动活动可用于判定下肢的肌力（图7-1）。

0级：指肌肉完全没有收缩，无法看到肌肉或者肌纤维的收缩；

Ⅰ级：可以看到肌肉的收缩活动，但是肌肉收缩活动产生的力气比较小，无法在水平面上移动；

Ⅱ级：肌力除可以收缩之外，其相应的力量可以使局部的肢体能在水平面上进行活动，但是无法抵抗重力；

Ⅲ级：除可以在水平面上活动之外，还可以抵抗本身的重力，但不能抵抗阻力的活动；

Ⅳ级：既可以进行水平活动，也可以抵抗重力的活动，还能抵抗部分阻力，但还是比完全正常的肌力要稍差；

Ⅴ级：肌力完全正常。

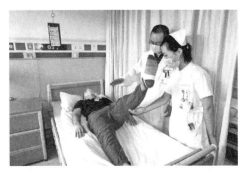

图7-1　患者主动活动

俯卧位腰部活动及压痛检查：主要检查腰部的活动范围有无异常，触摸肌肉是否紧张、两侧肌肉是否匀称，肾区、棘突及椎旁是否有压痛和叩击痛，是否可以引起相应的牵涉痛或放射痛。俯卧伸腰试验又称"俯卧腰脊柱伸展加压试验"，腰椎关节病变时本试验阳性，骶髂关节病变时本试验阴性，据此可鉴别二者（图7-2）。

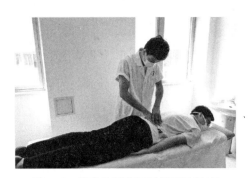

图7-2　俯卧位腰部活动及压痛检查

直腿抬高试验又称Lasegue试验，做法如下：患者双下肢伸直仰卧，检查者一手扶住患者膝部使其膝关节伸直，另一手握住踝部并徐徐抬高，直至患者产生下肢放射痛为止，记录下此时下肢与床面的角度，即为直腿抬高角度。正常人一般可达80°左右，且无放射痛。若抬高不足70°，且伴有下肢后侧放射痛，则为阳性。在此基础上可进行直腿抬高加强试验，即检查者将患者下肢抬高到最大限度后，放下约10°，再突然将足背屈，若能引起下肢放射痛即为阳性（图7-3）。

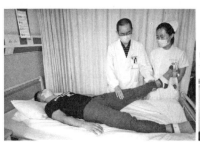
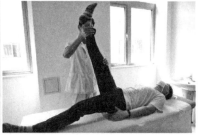

图7-3　直腿抬高试验

"4"字试验操作方法：患者仰卧，一侧下肢伸直，另一侧下肢以"4"字形状放在伸直下肢近膝关节处，并一手按住膝关节，另一手按压对侧髂嵴，两手同时下压。下压时，骶髂关节出现疼痛，或者屈曲侧膝关节不能触及床面为阳性（图7-4）。

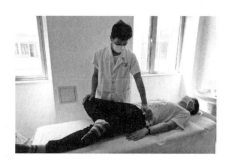

图7-4　"4"字试验

腰部活动检查：嘱患者站立位，双足分开与肩同宽，双上肢自然下垂或双手叉腰，若做以下动作阳性当考虑腰椎退行性改变。

（1）侧屈：做腰左右侧弯活动，侧屈到最大幅度时，持续数秒，如有疼痛或活动受限为阳性（图7-5）。

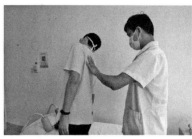
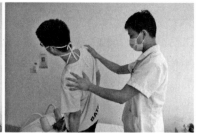

图7-5　腰部活动检查（侧屈）

（2）旋转：做腰左右旋转活动（骨盆固定），侧屈到最大幅度时，持续数秒，如有疼痛或活动受限为阳性（图7-6）。

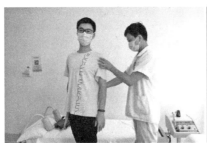
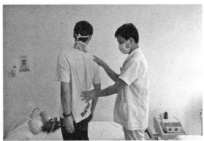

图7-6　腰部活动检查（旋转）

（3）前屈-后伸：腰部尽可能向前弯曲或向后伸展，前屈或后伸的角度减小为阳性（图7-7）。

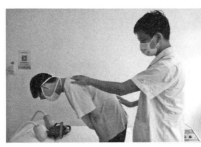
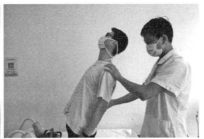

图7-7　腰部活动检查（前屈-后伸）

2.体位：急性期严格卧床休息，卧硬板床，保持脊柱平直。恢复期，下床活动时佩戴腰托加以保护和支撑，注意起床姿势，宜先行翻身侧卧，再用手臂支撑用力后缓缓起床，忌腰部用力，避免体位的突然改变。

3.做好腰部、腿部保暖，避免受凉。

4.腰部予以针刺治疗、拔罐疗法、中药热熨、穴位敷贴、中药熏蒸、中药离子导入等治疗，观察治疗后的效果，及时向医师反馈（图7-8至7-11）。

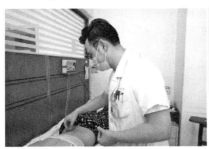
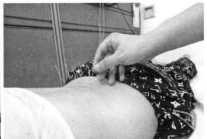

图7-8　针刺治疗

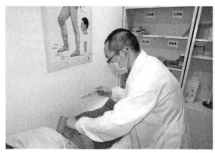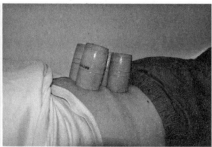

图7-9　拔罐疗法

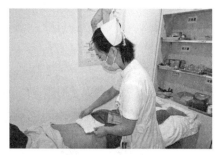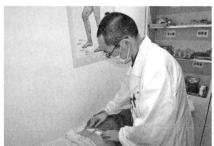

图7-10　中药热熨　　　　　　　　图7-11　穴位敷贴

5.给予骨盆牵引，牵引重量是患者体重的1/3~1/2，也可根据患者的耐受进行牵引重量调节（图7-12）。

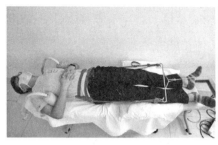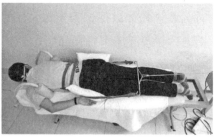

图7-12　仰卧位和俯卧位牵引

6.遵医嘱使用耳穴贴压（耳穴埋籽），减轻疼痛。常用穴位：神门、交感、皮质下、肝、肾等（图7-13）。

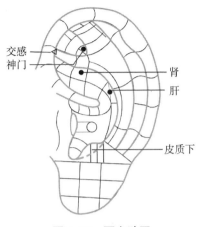

交感
神门
肾
肝
皮质下

图7-13　耳穴贴压

二、肢体麻木

1.评估麻木部位、程度以及伴随的症状，并做好记录。

2.协助患者按摩、拍打麻木肢体，力度适中，增加患者舒适度，并询问感受。

3.麻木肢体做好保暖，指导患者进行双下肢关节屈伸运动，促进血液循环。

4.遵医嘱局部给予中药熏洗、中药塌渍、艾灸等治疗，注意防止皮肤烫伤及损伤，观察治疗效果。

5.遵医嘱给予穴位注射，常用穴位：足三里、环跳、委中、承山等。

三、下肢活动受限

1.评估患者双下肢肌力及步态，对肌力下降及步态不稳者，做好安全防护措施，防止跌倒及其他意外事件发生。

2.做好健康教育，教会患者起床活动的注意事项，使用辅助工具行走。

3.卧床期间或活动困难患者，指导患者进行四肢关节主动运动及腰背肌运动，提高肌肉强度和耐力。

4.保持病室环境安全，物品放置有序，协助患者生活料理。

5.遵医嘱给予物理治疗，如中频脉冲、激光、微波等；或采用中药热熨、中药熏洗、穴位敷贴等治疗。

第三节　中医特色治疗护理

一、腰椎整复的护理

腰椎整复属于传统治疗方法，通过整复手法的治疗，可以恢复关节正常的对合关系，利于膨出的纤维环借椎间盘自身的负压作用减轻突出物对神经的机械压迫，解除突出物对硬脊膜和神经根的压迫，恢复腰椎正常的生理曲度。积极科学的护理干预在保障其治疗效果的同时，显著缓解患者各腰椎症状评分及焦虑、紧张等负面情绪，也进一步提高了临床护理满意度。

1.整复前告知患者整复方法及注意事项

护理人员要用患者可以接受和理解的方式向其介绍关于本病相关整复治疗知识，让患者对诊疗有清晰、明确的认识和了解，对患者的疑惑或疑虑及时给予解答与安慰，提高患者治疗的依从性与配合度，同时可以向患者分享治疗成功的典型案例，让患者消除对治疗的怀疑，帮助患者树立战胜疾病的信心，从而提高治疗效果。在沟通交流过程中，护理人员的语言要通俗易懂，行为举止要得体，体现出对患者的关心和尊重，消除患者对于环境和治疗的陌生感。

另外，整复过程中的注意事项要落实到位，使患者对此明了且严格遵守，从而保证患者的治疗顺利进行。

2.整复后观察记录患者腰部疼痛、活动度、双下肢感觉及大小便等情况

整复结束后，应及时观察询问患者整体状况并记录，同时要密切观察患者有无因卧床导致胃肠蠕动减弱而产生腹胀，有无不习惯床上大小便而产生排尿困难等情况，同时将患者治疗前后的临床症状进行比较分析，对后期的康复护理及预后都有积极意义。

另外，临床护理过程中会发现许多患者在绝对卧床期会出现排尿困难这一难题，在此展开讲述其护理要点。首先分析产生的原因：①缺乏床上排尿训练；②在运用手法时往往容易损伤肌肉和韧带而引起疼痛，导致术后患者不能用力排尿；③绝对卧床休息期，其仰卧位姿势过久使患者感觉不便也易导致排尿困难；④因手法过重等易导致脊髓损伤，排尿中枢位于脊髓腰骶段，因此腰骶段脊髓的炎性水肿常可导致排尿异常；⑤便秘等其他原因。

其次，针对不同病因给予个体化护理措施：①沟通交流：对心情过度紧张者应给予安慰并向其解释整复原理，耐心教患者如何配合，解除顾虑，让患者时刻感受到医院的人性化服务和人文关怀，增加患者的安全感，使患者精神放松。女患者可采取床边遮挡、隔离等措施，为其创造一个适宜的排尿环境。②诱导排尿：当患者反映因腹胀而排尿困难时，可以采用给予热饮料、使用温热便盆、使之听流水声或用温水冲洗会阴部等方法诱导其排尿。此法对于缺乏床上排尿训练及部分心理因素所致排尿困难者效果明显。③膀胱部按摩：操作者位于患者一侧，将手置于患者下腹部轻轻按摩膀胱，然后用一手掌自膀胱底部向下推移按压，另一手以全掌面按压关元、中极穴以促进排尿。注意推移压尿时用力要均匀，由轻而重，逐渐加大压力，切忌用力过猛损伤膀胱，一般持续推移按压数分钟即可排尿。但推移按压不能停止，否则排尿中断，须待尿液排净后方可停止。此法可反复操作直至排尿成功。此法对因疼痛而致排尿困难患者效果最好，但对年老体弱者及有高血压病史的患者应慎用。④利用神经反射：对于因便秘或缺乏床上排尿训练的患者可让患者平卧屈膝固定其腰部，嘱患者深呼气将大便器垫于臀部然后用开塞露液快速注入肛门内，稍停顿几分钟，嘱患者用力排便，开塞露即从肛门排出，同时尿液也会从尿道排出。这是因为正常的排便反射也伴有排尿反射，两种反射都有盆神经的参与。⑤上述措施无效时，在严格无菌操作下行导尿术。

3.卧床休息

定时双人直线翻身，床褥要保持平软，清洁干燥，骨隆突处经常做按摩，防止褥疮发生。增加患者舒适度，仰卧时腰部加腰垫，维持正常生理曲度。

4.复位3天后在医护人员指导下佩戴腰托下床

下床时先俯卧位，在床上旋转身体，脚着地后缓慢起身。下床后扶持患者，观察有无头晕等不适。如厕时避免久蹲，防止引起体位性低血压而发生跌倒。

5.复位3天后逐渐强化腰背肌功能

护理人员科学指导其进行早期功能锻炼，使之有效增强其腰背肌的功能。实施该措施期间应注重对腰部护具的使用，后期可结合患者的病情逐渐增加锻炼强度，并嘱其不得过度劳累，以尽快实现病症的康复。

6.注重纠正患者不良生活习惯

该项措施要求患者出院后仍要注意日常生活、工作中的坐姿、站姿、睡姿等活动姿势，并应注重对腰背部功能的锻炼，使之有效预防该病症的复发。

二、腰椎牵引的护理

腰椎牵引是通过力学的作用和反作用原理，达到缓解肌肉痉挛和调节腰椎后关节细微变化的目的，还能恢复腰椎的正常生理曲度，减轻椎间盘压力，使神经根所受刺激和压迫得以解除。牵引前后的护理工作在改善患者紧张、焦虑情绪，提高腰椎牵引治疗的有效性等方面具有不可忽视的作用。

1.牵引治疗前做好解释工作，告知患者牵引的目的、方法、时间及注意事项。友善细心地沟通交流，提高患者对本病及牵引治疗手段的认知度、了解度，使患者对医护人员给予信任，有利于增强患者诊治的依从性与配合性，同时对于部分心理负担较重，有过多的疑虑、担心、失落等不良情绪的患者，护理人员应积极开导，并积极与患者家属交流沟通，找到患者最顾虑的问题，针对性地劝慰与疏导，让患者保持良好的心态去接受治疗，并让其坚定战胜疾病的信心与勇气。另外，再次向患者确认无心脏病、高血压、严重骨质疏松、椎管狭窄、腰椎滑脱等腰椎牵引禁忌证。

2.条件允许的情况下可提供一个宽敞舒适的诊疗环境，根据患者实际需求和天气状况的变化，将诊室温度控制在22~24℃，湿度控制在50%~60%的范围内，注意防寒保暖，必要时用大毛巾或薄被覆盖患者身体。

3.遵医嘱选择合适的体位（三屈位、仰卧位、俯卧位）及牵引重量、牵引角度，牵引时上下衣分开，固定带松紧适宜，使患者舒适持久。

（1）合适体位：适当的腰椎屈曲/伸展程度以及牵引体位，能够有效提高患者自身的舒适程度，改善牵引治疗的客观条件。按照患者治疗需求及实际病情不同，对牵引治疗体位进行适当选择。通常情况下，俯卧位将海绵枕置于骨盆下，仰卧位是将海绵枕置于双膝下，以助于改变髋、膝等关节的位置及脊柱的曲度。一般临床常采取仰卧位体位，利于放松，缓解紧张情绪。

（2）合适牵引力：按照患者病情、体重和年龄确定适当牵引力，固定带松紧要适宜，且力度应由小到大逐渐增加，以免拉伤脊背部肌肉。牵引时嘱患者全身肌肉放松，以减少躯干部肌肉收缩抵抗力，疼痛剧烈不能平卧的患者，可使用三角枕垫于膝下缓解不适。牵引过程中应巡视是否保持有效牵引。

4.牵引过程中随时询问患者感受，观察患者是否有胸闷、心慌、下肢麻木或疼痛加重等不适，如出现上述情况，应立即减轻牵引的重量或停止牵引，嘱患者深呼吸、平卧休息，并及时通知医师进行下一步处理。特别是首次接受牵引治疗者，其恐惧、疑虑情绪较大，因此在护理过程中应更加注意观察其心理问题，对患者及家属们做好解释安抚工作。

5.腰椎牵引结束后，轻轻松开固定带，嘱患者平卧休息10~20分钟，佩戴好腰围，腰围保护范围在臀裂以上与肋下缘之间，下床时宜侧身下床，在胳膊的支撑作用下起身，以保持腰椎体间的稳定。

6.实施健康宣教：①嘱患者日常生活中保持正确坐姿、站姿等，卧硬板床，不宜久坐久站，少搬提重物，必须提取重物时，应掌握平衡，不可用力过猛或突然发力，必要时佩戴腰围。②适当锻炼，加强腰背肌的力量与协调性，同时促进腰部肌肉的血液循环，改善营养供应，缓解临床症状。锻炼时运动量循序渐进，避免过度劳累再次诱发。③注意腰背部的保暖，避风寒、潮湿。

三、围手术期的护理

近年来腰椎间盘突出症手术治疗疗效十分显著，但术后会影响患者纤维环的完整性及稳定性，可能会导致剩余髓核组织再次突出，可能发生瘢痕及血肿，造成神经根粘连，使患者术后有再发的风险，甚则遗留腰腿痛、肌力降低等后遗症。理想的手术治疗效果也需要配合科学有效的护理干预方式，因此术后的康复功能训练尤为重要，直接影响患者术后的恢复情况及预后。早期康复护理从多个方面对患者进行训练，有效预防腰椎间盘突出症患者术后神经根粘连，加速患者血肿的消退速度。

1.术前护理

（1）做好术前宣教与心理护理，告知手术注意事项及相关准备工作。医者应对患者的心理状态进行科学评估，耐心倾听患者的疑虑，让患者的不良情绪得以发泄。同时积极地与患者以及家属交流互动，便于掌握患者的心理动态，另外，医护工作者还可以向患者讲解手术成功的案例，以此帮助腰椎间盘突出症患者树立更多的治疗信心，端正患者的治疗心态，让患者以乐观积极的心态迎接手术，这对于提高临床治疗效果意义重大。加强术前手术信息传递，不仅能满足患者认知需求，还能提高手术期望值，缓解焦虑、烦躁的情绪，提高治疗配合度及依从性。

（2）术前2天指导患者练习床上大小便及俯卧位训练。

（3）对于吸烟者劝其戒烟，预防感冒；指导患者练习深呼吸、咳嗽和排痰的方法。

（4）为患者选择合适腰围，指导正确佩戴方法。

（5）常规进行术区皮肤准备、药物过敏试验及交叉配血等。

2.术后护理

（1）遵医嘱进行相应的物理、药物等治疗。

（2）实施健康教育：护理人员主动与患者进行健康宣教，如疾病相关知识、康复方法及注意事项等。

（3）心理护理：主动交流，耐心倾听患者的内心诉求，并通过针对性心理疏导缓解患者紧张、恐惧等负面情绪，给予患者更多鼓励和支持，使其树立克服疾病的信心。

（4）环境护理：熟悉病房环境，注意安全。

（5）并发症防治护理：积极进行护理干预，预防肺部感染、尿路感染及下肢静脉栓塞等并发症的发生。

（6）术后妥善安置患者：搬运患者时，保持脊椎呈一条直线，防止扭曲，使用床板平托过床。翻身时，采取轴线翻身方法。

（7）根据不同的麻醉方式，正确指导患者进食，宜进食营养丰富、易消化的食物。

（8）注意患者生命体征变化，观察双下肢感觉、运动、肌力等神经功能的变化。

（9）观察伤口敷料渗出情况，保持伤口负压引流管通畅，定时倾倒引流液，严格执行无菌操作。观察引流液色、质、量的变化，并正确记录，如引流液为淡黄色液体，怀疑脑脊液，应通知医师及时处理，并将引流球负压排空，暂停负压引流。

3.早期康复护理

结合患者病情制定康复护理计划，提高患者治疗依从性，积极改善患者手术预后，保证治疗效果。早期康复护理包括以下3个阶段。

（1）第一阶段（术后3天）：科学指导患者做适量、适度的早期被动功能训练。

1）被动直腿抬高训练：要求患者膝关节处于伸直状态，将腿缓慢抬高至30°~60°，并保持10~15s（图7-14）。

2）踝关节运动：主要包括踝关节背伸、跖屈、环转等动作。如患者术后疼痛显著缓解，可增加抬腿幅度和次数。以上运动20次为1组，每隔6小时做1组，双下肢交替训练，积极预防下肢深静脉血栓（图7-15）。

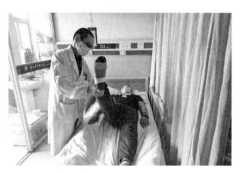

图7-14　被动直腿抬高训练

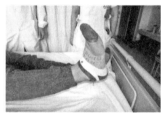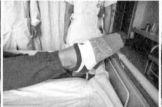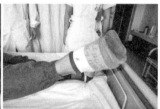

图7-15　踝关节运动

（2）第二阶段（术后4~14天）：根据患者的耐受程度适当增加训练强度。

1）腰背部柔韧性训练：腰背部柔韧性训练可提高腰背部柔韧性，佩戴腰围背贴墙，保持头、双肩、臀、足与墙面贴紧，缓慢向前移动双足，屈髋屈膝呈90°角，维持5分钟，每组训练3次，1天训练2组（图7-16）。

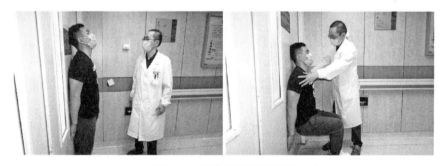

图7-16　腰背部柔韧性训练

2）腰伸运动：嘱咐患者保持俯卧位，以肘撑床，上半身后仰，保持抬头，维持10~20s，5次为1组，1天训练3组（图7-17）。

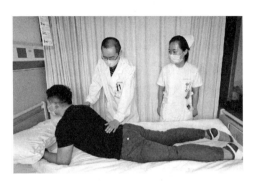

图7-17　腰伸运动

3）屈髋屈膝运动：嘱咐患者保持仰卧位，主动屈曲髋、膝关节，用手抱住单侧膝关节，慢慢向胸部靠近，维持5s，先单则膝关节，后双则膝关节，5次为1组，1天训练3组（图7-18）。

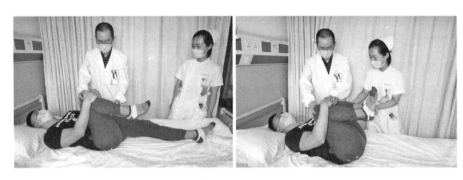

图7-18　屈髋屈膝运动

（3）第三阶段（术后15~28天）：鼓励患者下床运动。

根据患者的耐受程度增加腰背部肌肉训练强度，包括五点式腰背部肌运动训练、伸腰运动训练、飞燕式背肌运动训练等，结合患者恢复情况增加训练难度。在整个康复护理过程中应时刻注意适量、适度，同时要鼓励患者家属积极参与，提高患者家属的参与感以及对本病康复基本技巧的掌握度，使其出院在家中也可帮助患者进行简单的康复护理，利于患者病情恢复。

另外术后若出现排尿困难者，可采取艾灸关元、气海、中极等穴，或给予中药热熨下腹部，配合按摩，以促进排尿（图7-19）。

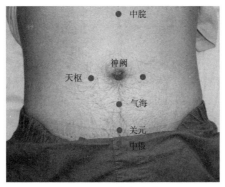

图7-19　腹部穴位

对于便秘患者，采取艾灸神阙、天枢、关元等穴，或进行腹部按摩，每天4次，为晨起、午睡醒后、早餐及晚餐后1~3小时进行，顺时针方向按摩，以促进排便（图7-20）。

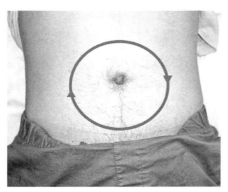

图7-20　顺时针摩腹

出院指导：患者出院后，向患者发放康复训练手册，有助于患者在家中进行康复训练；告知患者家属注意相关事项，确保训练连续性；提高营养，定期复诊。

四、药物治疗

遵医嘱合理科学用药。

1.中药辨证论治

（1）气滞血瘀型

治法：活血化瘀，通络止痛。

代表方剂：枳壳甘草汤加减。

常用药物：枳壳、当归、川芎、天花粉、黑牵牛子、白牵牛子、甘草等。

（2）风寒湿痹型

治法：祛风散寒，除湿行痹。

代表方剂：独活寄生汤合黄芪桂枝五物汤加减。

常用药物：独活、桑寄生、杜仲、牛膝、细辛、秦艽、茯苓、防风、川芎、人参、甘草、当归、芍药、干地黄、黄芪、桂枝、芍药、生姜、大枣等。寒重者可加乌头、麻黄等。

（3）风湿热痹型

治法：祛风利湿，清热除痹。

代表方剂：四妙散和宣痹汤加减。

常用药物：黄柏、苍术、牛膝、薏苡仁、防己、杏仁、滑石、连翘、山栀、半夏、蚕沙、赤小豆皮等。

（4）肝肾亏虚，气虚瘀血型

治法：滋补肝肾，益气活血。

代表方剂：益气活血汤加减。

常用药物：黄芪、党参、桂枝、葛根、延胡索、芍药、熟地黄、泽泻、茯苓、牡丹皮、牛膝、甘草等。

2.现代药物辅助治疗

脱水剂：甘露醇，地奥司明片。

神经营养剂：甲钴胺。

激素：泼尼松龙、地塞米松。

NSAID药物：美洛昔康。

肌肉松弛药：美索巴莫等。

五、特色技术

1.敷贴疗法

敷贴疗法是以中医基础理论为指导，应用中草药制剂，施于皮肤、孔窍、腧穴及病变局部等部位的治病方法，属于中药外治法。敷贴疗法是中医治疗学的重要组成部分，并较内治法更为简便、实用，早在《周礼》中就记载了治疗疮疡常用的外敷药物法、药物腐蚀法等，如"疡医掌肿疡、溃疡、金疡、折疡之祝药……"其中"祝药"即敷药。敷贴疗法是我国劳动人民总结出来的一套独特的、行之有效的治疗方法。

（1）操作：

1）与患者做好沟通，取得患者信任；穴位敷贴前，护理人员应仔细检查患者局部皮肤是否有红肿、破溃、皮疹等情况，并了解患者有无中草药过敏史。

2）根据病情及操作等需求，将药物制作成合适剂型（散剂、糊剂、膏剂、饼剂等）敷贴到特定穴位或经络上，注意记录时间，及时更换。敷贴过程中，如患者年龄较大，选用的敷贴药物刺激性较强时，可将敷贴时间适当缩短；如青壮年患者选用温补型敷贴药物，可将敷贴时间适当延长。穴位敷贴治疗期间，嘱患者不宜游泳、洗凉水澡，贴药期间注意询问患者是否有不舒适感，若疼痛、瘙痒、周围明显红晕应立即去除药物，并通知医生进一步处理。

3）换药时需用纱布或微湿的毛巾轻轻擦拭敷贴处，将残余药物清理干净，同时注意保暖，谨防受凉感冒。

4）在敷贴后适当配合局部推拿按摩，不仅可促进局部血液循环，还可加速药物吸收，增强镇痛等。

（2）优势：

1）途径直接迅速：敷贴疗法通过药物直接作用于患处，并通过透皮吸收，使局部药物浓度明显高于其他部位，作用较为直接，直达病所，发挥药效，作用较强。

2）用药安全，适应证广：敷贴疗法是以透皮吸收发挥药物作用，较其他给药途径安全，同时也增大了用药的范围。

3）使用简便，易于推广：敷贴药物的制作可简可繁，而且操作过程简单易学。

4）不良反应少：敷贴疗法是药物施于体表，便于随时观察、了解病情变化，随时加减更换，很少发生不良反应，具有稳定可靠的特点。

敷贴疗法属中医外治法范畴，具有悠久的发展历史。该法有双重治疗作用：一方面可发挥穴位刺激作用；另一方面通过敷贴使药物直接被皮肤组织吸收，药物的药理作用得以充分发挥，可显著改善患者的微循环，使代谢产物消除，肌肉痉挛解除，从而发挥通经活络、消炎止痛的治疗效果。

2.中药熏蒸法

中药熏蒸法是通过温热效应、中医经络效应、药物渗透等多个方面作用于患处，促进血液循环，改善营养供应，加快新陈代谢，发挥疏通经络、舒筋活血、消肿止痛的作用。

（1）告知患者中药熏蒸的目的、时间及注意事项。医者应用通俗易懂的语言向患者及家属讲解疾病及熏蒸的相关知识，重点突出中药熏蒸的特色、优势，让患者接受这种治疗，并配合医护人员开展相关工作。严格掌握适应证及禁忌证，有严重心肺疾患及传染病、精神疾病患者禁用；局部皮肤有破损、炎症，或严重皮肤病者禁用；腰部行封闭注射治疗后24小时内禁用；糖尿病、中风等导致感觉迟钝的患者慎用；有出血倾向、体质虚弱者慎用。

（2）中药熏蒸的药物需要根据患者具体临床表现辨证施方，在中医理论中，腰椎间盘突出症归于"痹证"范畴，而痰、湿、瘀、等因素导致气血不畅、瘀阻经络是主要原因。因此，活血化瘀、疏通经络是治疗腰椎间盘突出症的根本方法，所以大多数中药熏蒸方以活血通络药物为主，再根据辨证合理配伍，达祛病除痛之效。

（3）治疗时患者一般采取俯卧位，要求充分暴露腰部，熏蒸孔对准腰痛疼痛部位，保持腰部与熏蒸孔之间距离为25cm左右，控制药温43~46℃，可根据患者对温度的感受情况和具体部位适当调整药液温度和熏蒸口角度。按照患者舒适程度，每次操作30~40分钟，每日1次，患者若出现皮肤烧灼感、刺痛感则及时停止，并及时向医师反映情况。

（4）中药熏蒸结束后，用干毛巾轻轻擦拭熏蒸部位，嘱患者合理加减衣物，以防受凉感冒。

中药熏蒸是中医学的特色治疗之一，不仅可以发挥热、药的双重功效，还能有效刺激人体经络穴位，起到活血化瘀、温经通经止痛的作用。从西医学角度来看，中药熏蒸产生的中药蒸气可有效扩张皮肤毛细血管，改善循环系统功能，而且中药离子以其离子特性渗透皮肤，使微小血管扩张，促进血液及淋巴液循环，进一步增加肌肉血液灌注量，从而解除病变处的肌肉痉挛，促进炎症水肿消退，缓解神经根刺激及压迫，达到改善腰痛症状的目的。中药熏蒸有绿色疗法之美誉，操作较为简单快捷，无痛效佳，患者易于接受，值得临床推广。

3.中药离子导入法

中药离子导入通过直流电将中药离子经皮肤或黏膜引入病变部位从而发挥治疗作用，也是一种古老的"经皮给药"治疗方式。近年来，中药离子导入疗法作为一种改良的经皮给药治疗手段在临床上得到广泛应用。中药离子导入疗法是将中药煎成汤剂，汤剂中的中药因分子结构中所带基团不同而带电荷，当通入电流后带电荷的药物微粒就会根据同性相斥、异性相吸的原理移动。在电极与皮肤之间放置以中药导入液浸湿的棉布，通电时药物离子会通过皮肤进入体内，同时皮肤角质层两侧会产生电压，一方面，该电压能够使角质层 α－螺旋角蛋白多肽分子重新分布而形成新的孔道结构；另一方面，由于汗孔、毛囊等孔道的电阻较小，有利于电流通过，从而使药物易于透入。阳离子药物从阴极输入皮肤，阴离子药物由阳极输入皮肤。

　　中药离子导入使药物直接到达病灶，局部药物浓度保持较高水平，从而保证治疗效果。相关研究显示，表浅病灶内的药物浓度可较肌内注射途径高10~20倍，且药物导入后会形成离子堆，其作用时间较口服和注射显著延长。中药离子导入疗法的渗透性较被动扩散透皮吸收高几十倍甚至上百倍，能够促进大分子量药物的吸收。加之药物导入的同时对局部组织有加温热疗的作用，能够有效促进局部软组织新陈代谢，使毛细血管扩张，增加组织细胞的通透性，有利于水肿吸收，促进局部血液循环，使神经根充血、水肿和炎症反应逐步得以消除和改善，从而有效缓解疼痛。

　　（1）操作：根据医师开具的方药配齐后加入2000ml蒸馏水浸泡1小时后煎煮至300ml待用。采用离子导入仪，患者取俯卧位，双上肢平放于身体两侧，暴露腰部皮肤并进行常规消毒处理，取30ml药液将药垫浸湿，并放置于疼痛腰椎棘突两侧，垫一层防水纸后将2块电极板放置好并进行位置固定。打开开关设置电极刺激强度（局部轻微针刺感即可），治疗30分钟，每日1次，次日交换两侧电极位置进行治疗。

　　（2）注意事项：开机时注意电流应逐渐增至所需量，以免患者有电击感，操作过程中不能离开患者，随时观察患者反应，及时调节合适电流量，防止电灼伤。冬天治疗后注意保暖。

　　（3）优势：①药物离子导入是一种简单、有效、直达病所的治疗方法，不但使药物迅速地被局部吸收，并在患处形成较高的浓度，而且促进气血流通，改善局部血液循环，增强骨内微循环，促进炎症吸收，缓解临床症状。②给药途径不受体内代谢的影响，可避免口服药物带来的胃肠道刺激等不良反应，特别是某些具有毒性的中药，离子导入能够减轻或抑制其不良反应，发挥治疗优势，较口服更为安全。③药物离子导入不会损伤皮肤，患者全程无痛苦感觉，易于接受。

4.药熨法

药熨法是将药物（如药袋、药饼、药膏及药酒）加热后置于患者体表特定部位，作热罨或往复运动，促使腠理疏松、经脉调和、气血流畅，用于治疗寒湿、气血瘀滞、虚寒病证。本疗法渊源甚久，马王堆汉墓出土的《五十二病方》中，已有应用药熨治疗婴儿索痉等疾病的记载；中医的经典著作《内经》也有"病生于筋，治之以熨引"的论述，经过历代医学家的不断总结，本疗法日趋完善，可以说是一种既古老又新兴的颇具特色的外治方法。

操作：

1）根据不同的病症，辨证配齐方药。干品者碾成粗末；鲜品者捣烂备用。

2）取干净纱布2块，折成4层，约1尺见方大小，或用厚花布做成布袋2只，大小视药物多少而定。

3）将药末和匀，分作2份，先放1份入锅内文火煸炒，炒至烫手（或在微波炉中高火加热数分钟）取出，用纱布包裹或装入布袋，适时再炒另1份。

4）患者取俯卧位，暴露其病处体表，护理人员手持药包置于病处体表，并来回移动，似熨斗熨衣状。

5）若药包温度下降，迅速调换另1个，边熨边换，待患者皮肤潮红、温热，药力透达。次日再熨。

临床研究认为，热力和药力的联合作用是熨法的主要治疗原理。首先，其作用表现在药物和温热对局部组织的刺激。将热药包置于皮肤上，热气透入皮下，毛细血管受热而扩张，微循环大量开放，血流量加速，不仅使机体对药物的吸收量增加，同时改善周围组织的营养，也使病变组织的代谢产物迅速排泄；某些刺激性较强的药物能强烈刺激腧穴，通过神经反射激发机体的调节作用，使机体产生某些抗体，从而提高机体的免疫力。其次，表现在经络阴阳的调节作用。利用药物的温热性能和外加热力，刺激局部经络穴位，可达到温通经络、行气活血、祛湿散寒的功效。通过对经络的调整，达到补虚泻实，促进阴阳平衡之效；此外，药物通过皮下组织，加之药物及热刺激效应，使局部血管扩张，血液循环加快，在局部产生药物浓度的相对优势，从而促进药物的渗透、吸收和传播，从而发挥较强的药理作用。

5.中药塌渍法

中药塌渍法也是一种传统的外治方法，用纱布或棉絮、棉球浸于配好的中药药液后取出，湿敷于患处，有些会辅以热疗，由此达到活血化瘀、消肿止痛、通经活络的功效。

操作：

1）沟通告知。皮肤对中药过敏者慎用；感觉迟钝者慎用；治疗部位皮肤有水疱、疤痕、破溃、活动性出血或有出血倾向者禁用。

2）充分暴露治疗部位，注意保暖。

3）根据治疗部位选择适宜的药垫，将药垫用药液全部浸湿，干湿度适中，以不滴水为宜。

4）药液温度以皮肤耐受为度，不可过热，以免烫伤皮肤；若药液已冷，可再加热后浸泡。热塌的温度宜在45~60℃之间。

5）治疗中注意巡视和观察，如局部皮肤出现红疹、瘙痒、泛红或水疱时，应停止治疗，报告医师并配合处理。

6）结束后用干毛巾擦干，穿戴好衣物，以防受凉，并记录实施部位皮肤情况及患者的感受等。

中药塌渍具有活血化瘀、通经活络止痛等功效，和药熨等有相似机制，此处不再赘述。

6.艾灸法

艾灸是我国传统中医中应用时间较长、应用经验丰富的一种治疗方式，该疗法借灸火的热力对患者的穴位或者特定部位进行有效刺激，发挥温经活络、活血化瘀、消肿散结止痛等功效，能够有效对腰椎间盘突出症患者进行治疗，而同时辅之以有效的临床护理，能够有效提高患者的临床疗效，改善患者的情况。

艾绒易于燃烧，气味芬香，热力温和，能穿透皮肤，直达组织深部，故多选艾作为施灸材料。艾灸因操作简单，使用方便，经济价廉，取材容易，疗效显著，安全可靠，毒副作用少，患者痛苦小，受到极大关注，是常用方法之一。艾灸依据操作方式的不同分较多种类，各种方法有各自的优势，下面介绍腰椎间盘突出症患者常用的艾灸方法。

（1）艾炷灸：艾炷灸是将艾炷放在穴位上施灸的方法，艾炷灸分为直接灸和间接灸，临床多用间接灸。间接灸也称隔物灸，是指在艾炷与皮肤之间衬隔某种物品而施灸的方法。主要采用生姜、蒜头、特制药饼等芳香走窜的药物作为介质，发挥穴位与药物、艾灸相结合的多重作用。

隔姜灸：切厚约0.3cm的生姜数片，姜片用针穿刺数孔，置于腧穴上，艾炷点燃放置在姜片中心施灸，如患者感觉灼热不可忍受时，可将姜片提起片刻，旋即放下再灸，反复进行。艾炷燃尽更换新的艾炷，依前法再灸，一般每穴灸3~7壮，本病患者一般选肾俞、大肠俞等穴位结合辨证再配合相应穴位进行施灸治疗，因生姜可以温经散寒，故对寒湿型效果更佳。

（2）艾条灸：将艾绒制作成艾条进行灸疗操作，可分为悬起灸与实按灸两种方法。施灸时把艾条悬放在离穴位一定的位置上操作的方法称为悬起灸。根据操作方法的不同，可分成温和灸、雀啄灸和回旋灸3种。实按灸是把燃烧的艾条用布或多层棉纸分隔开来按在穴位上，使热力透达深部，火灭热减后重新点火按灸。实按灸分太乙神针和雷火神针两种。

温和灸在本病中应用较多，操作时将艾条燃着的一端与施灸部位的皮肤保持1寸左右距离，使患者有温热感而无灼痛为宜。一般每穴灸10~15分钟，至皮肤红晕为度。对于局部知觉减退的患者，医者可将食、中两指分开置于施灸部位两侧，以医者手指感知患者局部受热程度，以便随时调节施灸距离，掌握施灸时间，防止烫伤。

（3）温灸器灸：一般将艾条截成合适长度，点燃后放入温灸盒中，再将温灸盒放置在身体某一部位并固定，以温热为宜。临床操作方便，可以长时间给患者带来持续的温热刺激感。

（4）督灸：督脉总督全身阳气，又称阳脉之海，有沟通全身经络的作用，督灸是中医传统灸法中的一种，具有施灸时间长、范围大及温经散寒作用强等特点。

1）操作：令患者裸背俯卧于床上，取督脉大椎至腰俞的脊柱部位。常规消毒后在治疗部位涂抹生姜汁，再在治疗部位上撒上督灸粉，然后覆盖桑皮纸，在桑皮纸上铺生姜泥如梯状，最后在姜泥上面放置三角锥形艾炷。点燃艾炷三点，连续灸治3次后把姜泥和艾灰去除。最后用湿热毛巾把治疗部位擦干净。灸疗后局部根据督灸粉药物不同，有发疱与不发疱之分，不发疱者仅表现为皮肤红润，发疱者4~6小时后慢慢起小疱，第2天清除水疱中的液体。灸痂一般3~5天脱落。

2）注意事项：①根据患者的具体情况选择合适的艾灸手法，进而保证临床的治疗效果；②在临床治疗施灸过程中要随时询问患者的感受，了解患者是否对火源具有较为明显的感受，进而调整距离，并且及时将艾灰清除，以防烫伤；③已使用的艾条则要根据相关要求放置于灭火瓶中，以免发生火灾；④施灸结束后则要叮嘱患者先休息15分钟左右再出门，以免出现风寒感冒等；⑤叮嘱患者要保持心情舒畅，日常饮食中增加滋阴养肾等食物。

灸疗作用于人体主要表现的是一种综合作用，是各种因素相互影响、相互补充、共同发挥的整体治疗作用。①局部刺激：首先与局部灸火的温热刺激有关。正是这种温热刺激，使局部皮肤充血，毛细血管扩张，增强局部的血液循环与淋巴循环，缓解和消除平滑肌痉挛，使局部的皮肤组织代谢能力加强，促进炎症、粘连、渗出物、血肿等病理产物消散吸收；还可引起大脑皮质抑制性物质释放，降低神经系统的兴奋性，发挥镇静、镇痛作用；同时温热作用还能促进药物的吸收。②经络调节：在穴位上施灸时，影响其多层次的生理功能，在这种循环感应过程中，它们之间产生相互激发、相互协同、作用叠加的结果，导致了生理上的放大效应。③免疫调节：许多实验都证实灸疗具有增强免疫功能的作用。灸疗的许多治疗作用也是通过调节人体免疫功能实现的。灸法在综合作用下发挥着解除或改善腰椎间盘突出症受压神经的无菌性炎症，促进局部血液循环及营养代谢，促进疾病恢复的重要作用。

7.拔罐法

拔罐法是以罐为工具，利用燃火、抽气等方法产生负压，使之吸附于体表，造成局部瘀血，以达到通经活络、行气活血、消肿止痛、祛风散寒等作用的疗法。拔罐疗法在中国有着悠久的历史，早在《五十二病方》中就有关于"角法"的记载。

罐具种类有玻璃罐、竹罐和陶瓷罐。玻璃罐由耐热玻璃加工制成，形如球状，下端开口，小口大肚，按罐口直径及腔大小分为不同型号。优点是罐口光滑，质地透明，便于观察拔罐部位皮肤充血、瘀血程度，从而把握留罐时间。玻璃罐是目前临床应用最广泛的罐具，特别适用于走罐、闪罐、刺络拔罐及留针拔罐。

（1）腰椎间盘突出症常用的拔罐方法：

1）留罐：用镊子夹乙醇棉球点燃，在罐内绕一圈再抽出，将罐吸附在体表后，使罐子吸拔留置于施术部位（腰部脊柱及两侧膀胱经），一般留置5~10分钟。

2）走罐：罐口涂润滑剂，将罐吸住后，手握罐底，在腰背部上下来回推拉移动数次，至皮肤潮红。

3）闪罐：将罐吸拔于腰骶部，立即取下，反复吸拔多次，直至皮肤潮红。

一般先闪罐数次后再配合短暂留罐。

4）刺络拔罐：先用梅花针或三棱针在局部叩刺或点刺出血，再拔罐使罐内出血3~5毫升；多用于瘀血腰痛者。

（2）拔罐注意事项：

1）拔罐时要选择适当的体位和肌肉丰满的部位。拔罐时要根据所拔部位的面积大小而选择大小适宜的罐。操作时必须迅速，才能使罐拔紧，吸附有力。

2）用火罐时应注意勿灼伤或烫伤皮肤。若烫伤或留罐时间太长而皮肤起水疱时，小的无须处理，仅敷以消毒纱布，防止擦破即可。水疱较大时，用消毒针将水疱刺破放出水液，涂以龙胆紫药水，或用消毒纱布包敷，以防感染。

3）拔罐后嘱患者不要喝酒。拔罐的主要作用是调理气血，酒精进入血液后，会麻痹血管运动中枢、呼吸中枢，形成高铁血红蛋白，导致血压一定程度地下降，这与拔罐的调理原理是冲突的。

4）拔罐后要注意保暖，以免寒气进入体内，适得其反，加重病情。注意拔完罐后不要吹风扇和空调，很容易使凉气再次引入身体，对身体健康不利。注意拔罐后也不要喝凉水。

5）嘱患者拔罐之后不能立即洗澡。拔火罐后，皮肤处在一种被伤害的状态下，非常脆弱，此时洗澡很容易导致皮肤破损、发炎。如果是洗冷水澡的话，此时由于皮肤毛孔张开，很容易受凉。所以拔火罐后一定不能马上洗澡。

6）拔罐后皮肤有不舒服的情况，尽量不要用手去抓拔罐的地方，脆弱的肌肤很容易再次受伤，可以用手轻抚，不要抓挠。

7）孕妇、女性月经期不宜拔罐，尤其是孕妇的腹部、腰骶部位。孕妇如果进行不适当的拔火罐可引起先兆流产等。如果在经期对小腹或腰骶部拔罐，会引起月经过多。高热、抽搐和痉挛发作者不宜拔罐。对于癫痫患者则应在间歇期使用。有出血倾向的患者慎用，更不宜刺络拔罐，以免引起大出血。有严重肺气肿的患者，背部及胸部不宜负压吸拔。心力衰竭或体质虚弱者，不宜用拔罐治疗。皮肤过敏、皮肤损伤者，拔火罐有可能加重过敏症状，而且皮肤溃疡的地方也不能拔，容易引发感染、水疱，加重溃疡。

（3）拔罐的治疗原理：

1）机械刺激作用：拔罐疗法通过排气造成罐内负压，罐缘得以紧紧附着于皮肤表面，牵拉神经、肌肉、血管以及皮下的腺体，可引起一系列神经内分泌反应，调节血管舒缩功能和血管的通透性从而改善局部血液循环。

2）负压效应：拔罐的负压作用使毛细血管迅速充血，甚至破裂，导致红细胞破坏，发生溶血现象。红细胞中血红蛋白的释放对机体是一种良性刺激，它可通过神经系统对组织、器官的功能进行双向调节，同时促进白细胞的吞噬作用，提高皮肤对外界变化的敏感性及耐受力，从而增强机体的免疫力。其次，负压的强大吸拔力可使毛孔充分张开，汗腺和皮脂腺的功能受到刺激而加强，皮肤表层衰老细胞脱落，从而使体内的毒素得以加速排出。

3）温热作用：拔罐局部的温热作用不仅使血管扩张、血流量增加，而且可增强血管壁的通透性和细胞的吞噬能力。拔罐处血管紧张度及黏膜渗透性的改变、淋巴循环加速、吞噬作用加强，对感染性病灶无疑形成了一个抗生物性病因的良好环境。

8.穴位注射法

穴位注射法是将药水注入穴位以防治疾病的一种治疗方法。它可将针刺刺激和药物的性能及对穴位的渗透作用相结合，发挥其综合效应，故对某些疾病有特殊的疗效。穴位注射法的适应范围很广，凡是针灸治疗的适应证大部分均可采用本法，如痹证、腰腿痛等。

（1）操作：

1）针具：消毒的注射器和针头，可根据需要选用不同型号。

2）穴位选择：选穴原则同针刺法，但作为本法的特点，常结合经络、穴位按诊法以选取阳性反应点。一般每次2~4穴，不宜过多，以精为要。

3）注射药物及剂量：一般腰椎间盘突出症多采用营养神经的药物，如甲钴胺注射液，应根据药物说明书规定的剂量进行注射，不能过量。一般来说，腰臀部每穴注射2~5ml，四肢部每穴1~2ml，胸背部每穴0.5~1ml，头面部每穴0.3~0.5ml。

4）操作方法：患者取俯卧体位，选择适宜的消毒注射器和针头，抽取适量的药液，在穴位局部消毒后，右手持注射器对准穴位或阳性反应点，快速刺入皮下，然后将针缓慢推进，达到一定深度后产生得气感应，如无回血，便可将药液注入。如所用药液较多时，可由深至浅，边推药液边退针，或将注射针向几个方向注射药液。

5）疗程：急性期每日1~2次，恢复期一般每日或隔日1次，6~10次为1个疗程。反应强烈者，可隔2~3天1次，穴位可左右交替使用。每个疗程间可休息3~5天。

（2）注意事项：

1）治疗时应对患者说明治疗特点和可能出现的反应。如注射后局部可能有酸胀感，48小时内局部有轻度不适，有时持续时间较长，但一般不超过1日。

2）严格消毒，防止感染。如注射后局部红肿、发热等，应及时处理。

3）注意药物的性能、药理作用、剂量、配伍禁忌、不良反应及过敏反应，并检查药物的有效期、药液有无沉淀变质等情况。凡能引起过敏反应的药物，如青霉素、链霉素、普鲁卡因等，必须先做皮肤敏感试验，阳性反应者不可应用。不良反应较强的药物，亦当慎用。

4）禁止将药物注射入血管内，一般也不宜注入关节腔或脊髓腔，以免产生不良后果。此外，应注意避开神经干，以免损伤神经。

5）孕妇的腰骶部和三阴交、合谷穴等，不宜用穴位注射法，以免引起流产。年老、体弱、敏感者，选穴宜少，药液剂量应酌减。

（3）作用机制：穴位注射技术是以中医基础理论为指导，以激发经络、穴位，结合西医药学中的药理作用和注射方法而形成的一种独特疗法。使用时，将注射针刺入穴位后，运用提插手法，使其得气，抽吸无回血后再将药液缓慢注入穴位，从而起到穴位、针刺、药物三者结合的作用。一方面针刺和药物作用直接刺激经络线上的穴位，产生一定的疗效；另一方面，穴位注射后，药物在穴位处存留的时间较长，故可增强与延长穴位的治疗效能，并使之沿经络循行以疏通经气直达相应的病理组织、器官，充分发挥穴位和药物的共同治疗作用。药物对穴位的作用亦可通过神经-内分泌-免疫系统作用于机体，激发人体的抗病能力，产生更大的疗效。

9.穴位敷贴法

穴位敷贴法是以中医经络学说为理论依据，把药物研成细末，用水、醋、酒、蛋清、蜂蜜、植物油、清凉油、药液等调成糊状，或用呈凝固状的油脂（如凡士林等）、黄醋、米饭、枣泥制成软膏、丸剂或饼剂，或将中药汤剂熬成膏，或将药末撒于膏药上，再直接敷贴相应穴位、患处（阿是穴），用来治疗疾病的方法。在腰椎间盘突出症的治疗应用方面和前述的中药敷贴较为相似，作用机制等也大致相同，故在此不做赘述。

六、健康指导与日常管理

（一）生活起居

1.注意休息

急性期患者以卧床休息为主，采取舒适体位。下床活动时佩戴腰托加以保护和支撑，不宜久坐。

2.注意腰部保护

做好腰部保护，防止腰部受到外伤，尽量不弯腰提重物，减轻腰部负荷。捡拾地上的物品时宜双腿下蹲腰部挺直，动作要缓，学会合理用力。

指导患者在日常生活与工作中，注意对腰部的保健，提倡坐硬板凳，宜卧硬板薄软垫床。工作时要做到腰部姿势正确，不跷二郎腿，同时还要防止寒冷等不良因素的刺激。指导患者正确咳嗽、打喷嚏，注意保护腰部，避免诱发和加重疼痛。腰椎间盘突出症病程长、恢复慢，鼓励患者应保持愉快的心情，用积极乐观的人生态度对待疾病。

3.居室床铺干净舒适

居室床铺保持干燥平整，腰背部出汗后应及时擦干并更换衣服；房间保持安静舒适，室温适宜，阳光充足，空气新鲜流通。另外，患者应当注意保暖，天气变化需及时增减衣被，避免受凉。

4.良好的睡眠姿势，注意卧具和卧位

长期睡眠姿势不良可导致腰椎间盘突出症的发生。一般而言，睡姿应使头颈保持自然仰伸位最为理想，最好平卧于木板床，使膝、髋略屈曲，或在腿下放一个垫子屈腿仰卧。此体位可使全身肌肉、韧带及关节囊都获得最大限度的放松与休息。枕头要硬度和高度适中，可用卷起的毛巾放在颈部下方，以支撑颈椎。患者睡醒后应先将腿屈起做左右倒的动作，然后再用胳膊支撑上身起床。

过软的床铺在人体重量压迫下可形成中间低、四边高的形状，很容易影响腰椎的生理曲线，使椎间盘受力不均。因此，从治疗和预防腰椎间盘突出症的角度出发，选用木板较为合适，一般使用时应将被褥铺垫得松软合适，这样才能在很大程度上维持腰椎的平衡状态。

人的睡眠姿势大致可分为仰卧、侧卧和俯卧。仰卧时，只要卧具合适，四肢保持自然伸展，脊柱曲度变化不大。侧卧一般不必过于讲究左侧还是右侧卧位，因为人在睡眠中为了求得较舒适的体位，总要不断翻身。俯卧位时胸部受

压，腰椎前凸增大，最容易产生不适感。所以，一般以采取仰卧位和侧卧位为宜。

5.保持正确的站姿与坐姿

正确的站立姿势应该是两眼平视，挺胸，直腰，两腿直立，两足距离约与骨盆宽度相同，这样全身重力均匀地从脊柱、骨盆传向下肢，再由两下肢传至足可有效地防止髓核再次突出。站立不应太久，应适当进行原地活动，尤其是腰背部活动，以解除腰背部肌肉疲劳。

正确的坐姿应是上身挺直，收腹，下颌微收，两下肢并拢。如有可能，最好在双脚下垫一踏脚或脚凳，使膝关节略高出髋部。如坐在有靠背的椅子上，则应在上述姿势的基础上尽量将腰背紧贴并倚靠椅背，这样腰骶部的肌肉不会太疲劳。久坐之后也应活动一下，松弛下肢肌肉。另外，腰椎间盘突出症患者不宜坐低于20cm的矮凳，应坐有靠背的椅子，因为这样可以承担躯体的部分重量，使腰背部相对处于松弛状态，减轻腰部劳损。

6.适当佩戴护腰和防寒保暖

佩戴护腰对腰椎间盘突出症患者来说，主要目的是制动，即限制腰椎的屈曲等运动，特别是协助背肌限制一些不必要的前屈动作，以保证损伤的腰椎间盘可以充分休息。另外，腰部受寒、受潮很容易使症状加重或复发，患者可以选择既制动又保暖、透气、不积汗的高性能护腰来保护腰部。女性患者要注意腰部保暖，不宜穿露脐装，以免腰部受凉。

腰托使用健康指导：

（1）腰托的选用及佩戴：腰托规格要与自身腰的长度、周径相适应，其上缘须达肋下缘，下缘至臀裂，松紧以不产生不适感为宜。

（2）佩戴时间：可根据病情掌握佩戴时间，腰部症状较重时应随时佩戴，轻症患者可在外出或较长时间站立及固定姿势坐位时使用，睡眠及休息时取下。

（3）使用腰托期间应逐渐增加腰背肌锻炼，防止和减轻腰部肌肉萎缩。

7.腰背肌功能锻炼

腰椎间盘突出症患者在急性期应该静养，不宜运动。在病情稳定后可以配以体操等适度的运动。在坚持合适的方法、正确的姿势、循序渐进的原则上，持之以恒，针对腰部进行适当的腰背肌功能锻炼。主要锻炼方法有飞燕式锻炼和五点支撑锻炼。

（1）飞燕式锻炼：患者俯卧位，双下肢伸直，两手贴在身体两旁，下半身不动，抬头时上半身向后背伸，每日3组，每组做10次。逐渐增加为抬头上半身后伸与双下肢直腿后伸同时进行。腰部尽量背伸形似飞燕，每日5~10组，每组20次（图7-21）。

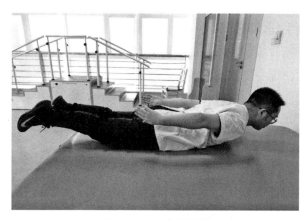

图7-21　飞燕式锻炼

（2）五点支撑锻炼：患者取仰卧位，以双手叉腰作支撑点，两腿半屈膝90°，脚掌或足跟置于床上，以头后部及双肘支撑上半身，双脚支撑下半身，成半拱桥形，当挺起躯干架桥时，膝部稍向两旁分开，速度由慢而快，每日3~5组，每组10~20次。适应后增加至每日10~20组，每组30~50次，以锻炼腰、背、腹部肌肉力量（图7-22）。

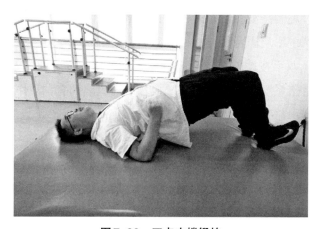

图7-22　五点支撑锻炼

中医传统功法包括放松功、保健功、八段锦、易筋经等。强调"调神""调息""调心",做到松静自然、心平气和、意守丹田,从而达到"意""气""力"三者的协调统一,进而促进全身气血运行,增强人体功能,达到防病治病、延年益寿的目的。其中八段锦应用最为广泛,对腰椎间盘突出症的恢复有积极意义(图7-23)。

第一式:两手托天理三焦

两手交叉上托,拔伸腰背,提拉胸腹,可以促使全身上下的气机运行通畅,水液布散,从而使周身得到津液的滋养。

第二式:左右开弓似射雕

展肩扩胸,左右手如同拉弓射箭式,可以调畅气机,充分吸氧,增加肺活量。

第三式:调理脾胃须单举

左右上肢松紧配合地上下对拉拔伸,牵拉腹腔,对脾、胃、肝、胆起到按摩作用,使中焦气机升降有条不紊。

第四式:五劳七伤往后瞧

转头扭臂,调整大脑与天柱(颈椎),同时挺胸,刺激胸腺,从而改善五劳七伤状态。

注:五劳指心、肝、脾、肺、肾五脏的劳损;七伤指喜、怒、忧、思、悲、恐、惊七情的伤害。五劳七伤常见于新时代的亚健康。

第五式:摇头摆尾去心火

上身前俯,尾闾摆动,使心火下降,肾水上升,心肾相交,水火既济。

第六式:两手攀足固肾腰

前屈后伸,双手按摩腰背、下肢后方,使人体的督脉和足太阳膀胱经得到拉伸牵扯,对生殖系统、泌尿系统以及腰背部的肌肉都有调理作用。

第七式:攒拳怒目增气力

马步冲拳,怒目瞪眼,中医认为肝主筋,开窍于目。这一式使肝血充盈,肝气疏泄,对长期卧床少动的患者,可助宣发气血。

第八式:背后七颠百病消

颠足而立,拔伸脊柱,下落振身,按摩五脏六腑。下落振荡导致的全身抖动为整套八段锦的收功。

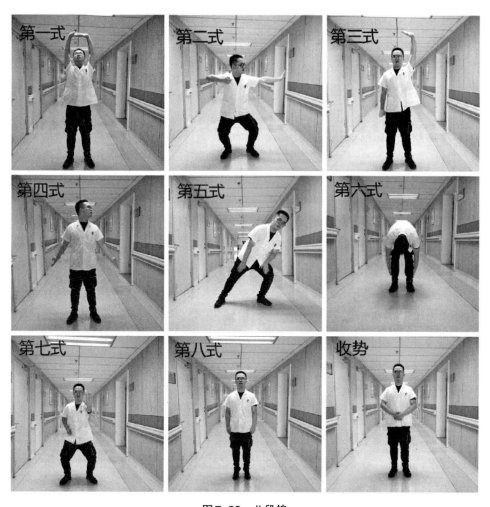

图7-23　八段锦

注意事项：①避免剧烈运动：剧烈运动会使腰椎间盘突出症患者破裂的纤维环伤口撕裂，加重突出。特别是在腰椎间盘突出症的急性期，神经由于髓核的压迫刺激出现水肿和无菌性炎症。所以，腰椎间盘突出症患者，禁止剧烈运动。合理的运动方式不仅可以预防腰椎间盘突出，对轻微腰椎间盘突出的患者还可以起到治疗作用，但是一定要掌握方法要领。②定期伸腰：长期伏案工作的人除保持正确的姿势，减少腰椎间盘内的压力，还应定期伸展腰部，缓解疲劳的肌肉。③加强腰背肌肉锻炼：日常生活中多进行运动，注意加强腰背肌肉锻炼，有助于维持和保护颈椎，如"飞燕式""五点式"以及游泳等。

8.其他注意细节

洗脸时应将一只脚放在矮台上。不要直接弯腰拾物，应先屈膝再下蹲。上厕所起身时，应用手支撑在墙壁上站起。上楼梯时，身体微微前倾可减少腰部受力。平时生活要有规律，合理饮食，注意腰部保暖，避免腰椎间盘突出症的复发。对于任何疾病来说预防都是非常重要的，如果患者能够注意生活细节，增强保健意识，积极地预防疾病，就有可能远离疾病。

（二）饮食指导

饮食总原则：饮食要营养丰富、易消化，以顾护脾胃；久病偏虚时适当给予滋补。卧床患者多食新鲜蔬菜及粗纤维食物，忌辛温燥热及煎炸之品，尽量少吃肉及脂肪含量较高的食物，因其易引起大便干燥，排便用力而导致病情加重；若手术创伤较大，术后要及时补充营养，多吃一些含钙量高的食物，如奶制品、虾皮、海带、芝麻酱、豆制品等，但是腰椎已经长出骨刺（骨质增生）的患者则不宜摄取太多钙质；不要吃过咸的食物，肾主骨生髓，过咸伤肾，易导致腰腿疼痛；不要吃寒凉食物，寒凉是引起腰腿疼痛的重要因素；最好戒烟限酒，少喝可乐等饮料。另外腰椎间盘突出症患者由于生病而减少了一定的活动量，所以饮食的摄入量也应适当减少，注意少食多餐，营养均衡。

根据患者的营养状况和辨证分型的不同，科学合理指导饮食，使患者达到最大程度的康复，在指导患者饮食期间，动态观察患者的胃纳情况和舌苔变化，随时更改饮食计划。

1.血瘀气滞型

饮食宜进食行气活血化瘀之品，如黑木耳、金针菇、桃仁等。

2.寒湿痹阻型

饮食宜进食温经散寒、祛湿通络之品，如砂仁、羊肉、蛇酒等。食疗方：肉桂瘦肉汤、鳝鱼汤、当归红枣煲羊肉。忌凉性食物。

3.湿热痹阻型

饮食宜进食清热利湿通络之品，如丝瓜、冬瓜、赤小豆、玉米须等。食疗方：丝瓜瘦肉汤。忌辛辣燥热之品，如葱、蒜、胡椒等。

4.肝肾亏虚型

（1）肝肾阴虚者宜进食滋阴填精、滋养肝肾之品，如枸杞子、黑芝麻、黑木耳等。食疗方：莲子百合煲瘦肉汤。忌辛辣香燥之品。

（2）肝肾阳虚者宜进食温壮肾阳、补精髓之品，如黑豆、核桃、杏仁、腰果、黑芝麻等。食疗方：干姜煲羊肉。忌寒凉食物。

腰椎间盘突出症患者注意保持饮食营养平衡，特别是要摄取含有钙、磷、蛋白质、维生素B族、维生素C、维生素E较多的食品。下面列举部分富含以上营养成分的食物，以供腰椎间盘突出症患者进行饮食调养时选用。①蛋白质含量多的食物：猪肉、鸡肉、牛肉、动物的肝脏、鱼类、贝类、干酪、鸡蛋、豆制品等；②钙含量多的食物：小鱼、牛奶、干酪、酸奶、芝麻、萝卜条、叶类蔬菜、海藻类等；③维生素B族含量多的食物：猪肉、鸡蛋、动物肝脏、青鱼、沙丁鱼、鲑鱼、大豆、花生米、芝麻、叶类蔬菜、玉米、麸皮等；④富含维生素C的食物：红薯、马铃薯、卷心菜、菜花、油菜、青椒、香菜、西芹、草莓、柿子、柠檬、橘子等；⑤维生素E含量高的食物：鳝鱼、植物油、杏仁、花生米、芝麻、大豆、青鱼、带鱼等。

科学合理的饮食宜同时配合药物治疗。中医善用道地药材，内外同治，兼顾标本，扶正祛邪；辅助西医以消炎止痛，增强机体抵抗力，激发骨骼活力，通过骨骼自身修复功能，让腰椎间盘突出症患者恢复往日神采。

（三）情志护理

情志护理是指护理人员通过言行、态度等与患者建立良好护患关系，帮助患者树立战胜疾病的信心，消除患者不良情绪，减少应激反应，帮助患者以最佳的生理、心理状态接受治疗，从而提升治疗效果。

腰椎间盘突出症一般表现为腰部伴下肢牵拉性疼痛，伴行走功能障碍，影响患者功能活动，病甚者导致生活不能自理，严重降低生活质量。腰椎间盘突出症患者一般病程较长且易反复，急性发作时症状重，患者身心都经受了较大的痛苦和压力，患者很容易出现低落、焦虑、烦躁、抑郁等不良情绪。另外，相关文献指出，疼痛会加重患者不良情绪，反过来不良情绪又会提高疼痛敏感性，降低疼痛耐受性，此恶性循环严重影响临床治疗效果，也影响患者的治疗积极性。因此，我们需要加强中医情志护理措施的干预，耐心倾听，积极互动，帮助患者缓解不良情绪，树立治疗信心，端正患者的治疗心态，让患者以乐观积极的心态去应对疾病、战胜疾病。

中医特色护理以整体观念为指导，突出情志护理优势。《素问·汤液醪醴论》载："精神不进，志意不治，故病不可愈。"《素问·阴阳应象大论》云："人有五脏化五气，以生喜怒悲忧恐……"《素问·举痛论》云："百病生于气也，怒则气上，喜则气缓，悲则气消，恐则气下，寒则气收，炅则气泄，惊则气乱，劳则气耗，思则气结。"七情是人体致病的主要因素，注重情志因素在治疗和护理中的作用，重视患者的心理诉求在腰椎间盘突出症患者护理中显得尤为重要。情志护理将疼痛护理与健康指导相结合，对降低患者疼痛程度、提高治疗效果具有积极意义。此外，帮助患者建立规律、健康的生活习惯，降低外部不良刺激，可避免再次诱发此病。因此，我们临床工作者要重视这方面的调护。根据患者的受教育程度、身体状况、接受程度等制定综合性的情志护理方案。

1.建立良好护患沟通交流关系

医者与患者建立有效的沟通机制，耐心用言语开导患者，及时解答患者和家属的问题，及时纠正错误的训练方法，让患者时刻感受到医院的人性化服务和人文关怀，增强其治疗的信心，缓解不良情绪，帮助患者保持良好的心态。对患者家属进行健康教育，帮助患者取得家属的情感支持，建议家属多加陪伴，有利于患者病情恢复。

另外沟通交流的时候，护理人员要用患者可以接受和理解的方式向其介绍关于疾病和治疗的相关知识，利用脊柱解剖模型对患者进行健康宣教，让患者对诊疗有清晰、明确的认知，使其更加积极地配合各项治疗。在此过程中，护理人员的语言要通俗易懂，行为举止要得体，体现出对患者的关心和尊重，消除患者对于环境和治疗的陌生感。若条件允许，还可邀请治疗效果明显、预后较好的患者现身说法，让患者消除对治疗的怀疑，帮助患者树立战胜疾病的信心，从而提高治疗效果。针对患者可能会出现的情绪不稳定、情感波动较大的现象，需及时记录，并加以整理、分析，最后得出合适的护理措施并及时实施。

2.移情疗法

转移或改变患者的情绪和意志，调畅气机、怡养心神，有益患者的身心健康。医者应对患者行疼痛教育，在疼痛之前或即刻，超前或优先给予镇痛治疗。疼痛发作时，可以配合非药物疗法转移患者负面情绪，嘱患者闭目静心、全身放松、缓慢呼吸，使周身气血舒畅，如通过听音乐、看杂志等方式转移患者注意力。

中医五行音乐疗法（以下简称"五音疗法"）属于音乐治疗范畴，其理论来自于《内经》中的阴阳五行学说，五行的木、火、土、金、水分别对应五音阶的角、徵、宫、商、羽。现多选用吴慎教授创作的《黄帝内经五音疗疾——中国传统音乐疗法理论与实践》。五行音乐充分发挥音乐"由外及内、由音及心"的整体效应，五音的角音顺应木气而展放，舒畅平和、善消忧郁、助人入眠；徵音顺应火气而高亢，抑扬咏越、通调血脉、抖擞精神；宫音顺应土气而平稳，悠扬谐和、助脾健运、旺盛食欲；商音顺应金气而内收，铿锵肃劲、善制躁怒、使人安宁；羽音顺应水气而下降，柔和透彻、发人遐思、启迪心灵。

操作：

（1）体位：护士协助患者平卧于病床，使腰椎间盘突出症患者腰部减少压力，或患者自己寻找舒适体位。

（2）导引：责任护士轻声告知患者五音疗法即将开始，应放松身体、心神清净、自然呼吸。

（3）观察：责任护士应认真观察并记录患者在聆听音乐过程中身体及神经系统的各种微小反应。

（4）分享：聆听后，引导患者分享聆听音乐的感受。音乐能调节人体内部环境，促进内分泌系统释放出多种生理活性物质，增进新陈代谢。音乐还可提高大脑皮层兴奋性，使皮层下中枢神经和自主神经产生相应运动，稳定情绪，消除心理紧张状态，协调全身各系统的功能，维护了系统的正常发展和稳定。因此，五音疗法充分体现了"天人合一、身心合一"的整体观念。

通过护理人员细心科学的情志调护，患者的生理、心理、社会和角色各方面功能得到改善，极大地提高了患者的生活质量。

七、护理难点

自觉改善不良习惯依从性差，解决思路如下：

1.加强对患者康复保健知识教育，告知患者不良习惯对腰椎间盘突出症的影响，增强患者的自我保健意识。

2.发放健康教育小册子，使患者掌握正确的生活方式、饮食调理、坐立行的方法、腰部保健、预防不良姿势等相关护理知识。

3.根据患者的情况，做到因人施护，制定可行的康复锻炼方法，积极指导患者康复训练。

4.定期随访，调查患者依从性，及时给予针对性的指导。

（吴勤娟　褚　红）

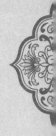

参考文献

［1］薄智云.腹针疗法［M］.北京：中国中医药出版社，2012：228.

［2］姜宏，施杞，龚正中.腰椎间盘突出症重吸收现象与诊疗研究［M］.南京：江苏科学技术出版社，2011：48-49，135-137.

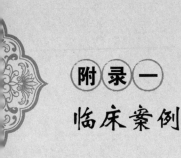

附录一
临床案例

一、青年患者典型案例

【病例1】

基本资料：许某，女，18岁。

初诊日期：2017年4月1日。

主诉：腰痛牵及右下肢麻木7月余。

病史：患者于7个月前在学校进行仰卧起坐和跑步等运动后感觉腰痛加重，之前2周有提重物腰部疼痛史。腰椎MRI示：$L_{4/5}$椎间盘巨大突出，且逐步出现右小腿及足趾麻木感。当地医院建议手术治疗，也可尝试保守治疗。

查体：$L_{4/5}$右侧棘旁压痛、叩击痛，右下肢放射痛，直腿抬高试验左80°、右50°，右小腿后外侧皮肤感觉减退，肌力Ⅴ级，病理反射未引出，马鞍区皮肤感觉正常。

MRI示：$L_{4/5}$椎间盘巨大突出（图附1-1）。

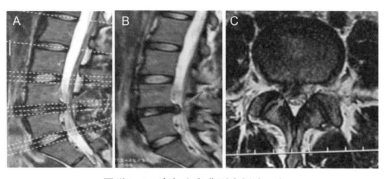

图附1-1　青年患者典型案例（一）

治法：严格卧床休息，针刺、中西药口服、康复治疗。

二诊：2017年4月16日，患者仍有疼痛感，活动后加重，麻木感稍减轻。

治法：卧床休息，针刺、中药口服、康复治疗。

三诊：2017年5月18日，患者腰腿痛症状缓解，可自行活动，但活动过多会加重疼痛，右下肢麻木好转。

治法：腰带固定，注意休息，针刺、中药口服、康复锻炼（三诊后回校逐步恢复学习，佩戴腰带，间断针刺、持续康复锻炼）。

四诊：2017年8月22日，患者腰腿痛症状大部分缓解，负重活动仍有疼痛感，但持续时间极短，无下肢放射痛，右下肢麻木感基本消失。

查体：未检出L$_{4/5}$右侧棘旁压痛、叩击痛，右下肢放射痛，直腿抬高试验左90°、右90°。

复查MRI示：L$_{4/5}$椎间盘突出较前减轻（图附1-2）。

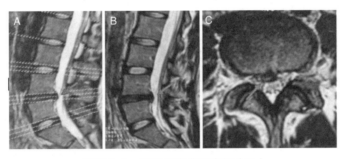

图附1-2　青年患者典型案例（二）

患者临床症状基本完全缓解，已正常学习，康复锻炼。

五诊：2018年8月29日，患者无疼痛等不适症状。

复查MRI示：L$_{4/5}$巨大椎间盘突出物大部分重吸收（图附1-3）。

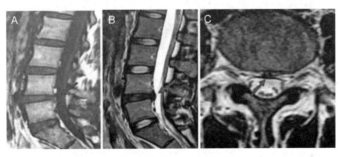

图附1-3　青年患者典型案例（三）

分析讨论：

病史特点：女性，18岁，有提重物及腰部运动损伤史，病程7个月，无马尾神经压迫症状。

临床表现：症状及查体符合腰椎间盘突出症典型表现。

首次MRI：$L_{4/5}$椎间盘巨大突出（单侧型）。

西医诊断：腰椎间盘突出症。

该患者初诊时主诉及体征较重，遵医嘱卧床休息（绝对卧床2周，相对卧床4周），经保守治疗1.5个月后症状逐渐缓解。经针灸、中西药物（口服西药时间4周，口服中药时间10周）、康复锻炼等系统治疗后临床症状逐渐缓解，佩戴腰带下逐步恢复学习，治疗4个多月后复查MRI显示突出已有缩小。康复功能训练等巩固治疗时间1年，症状完全缓解，1年后复查MRI证实突出物明显重吸收。

【病例2】

基本资料：顾某，女，25岁。

初诊日期：2018年5月3日。

主诉：搬重物致腰痛牵及左下肢2天。

病史：患者于2天前搬重物致腰痛牵及左下肢疼痛，站立时疼痛加重，大小便正常。

查体：腰椎生理曲度存在，$L_{4/5}$左侧棘旁压痛，左下肢放射痛，直腿抬高试验左70°、右90°，双侧下肢肌力正常，双下肢皮肤感觉正常，病理反射未引出。

MRI示：$L_{4/5}$椎间盘巨大突出（图附1-4）。

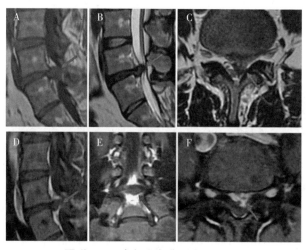

图附1-4　青年患者典型案例（四）

治法：卧床休息，针刺、中西药口服、康复功能训练相配合。

二诊：2018年5月21日，患者疼痛较前改善。

查体：L_{4/5}左侧棘旁压痛，左下肢放射痛，直腿抬高试验左70°、右90°，双侧下肢肌力及皮肤感觉正常。

治法：卧床休息，针刺、中西药口服、康复功能训练相配合。

三诊至五诊：2018年6月4日~2018年7月16日，患者腰腿痛症状持续缓解，长时间久坐工作仍时有疼痛加重。

查体：未检出棘旁压痛，左下肢放射痛，直腿抬高试验左70°、右90°，双侧下肢肌力正常，皮肤感觉正常。

患者临床症状较前缓解，已逐渐恢复正常工作，针灸、中药口服、康复保守治疗。

六诊：2018年11月24日，患者腰腿痛症状已不甚明显，负重时有疼痛，左下肢稍有放射痛样不适。

查体：直腿抬高试验左80°、右90°，双侧下肢肌力正常，皮肤感觉正常。

复查MRI示：L_{4/5}椎间盘突出较初诊时明显缩小（图附1-5）。

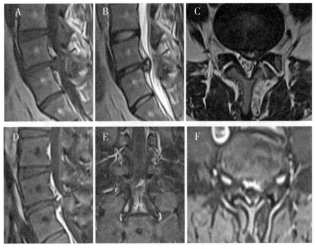

图附1-5　青年患者典型案例（五）

患者临床症状基本完全缓解，已正常工作，间断针灸、康复保守治疗。

七诊：2019年5月11日，患者腰腿痛及下肢牵痛几乎无发作，正常工作无不适。

查体：L₄/₅棘后、棘旁无压痛，无下肢放射痛，直腿抬高试验左90°、右90°，双下肢肌力及皮肤感觉正常，病理反射未引出，马鞍区皮肤感觉正常，JOA评分为28分。

复查MRI示：L₄/₅椎间盘突出物较初诊时明显缩小，基本重吸收（图附1-6）。

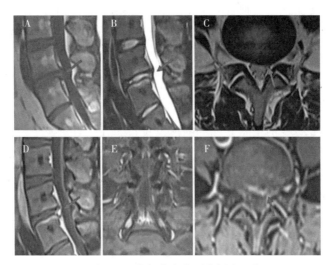

图附1-6　青年患者典型案例（六）

分析讨论：

病史特点：女性，25岁，有搬重物外伤病史，病程2天，无马尾神经压迫症状。

临床表现：症状及查体符合腰椎间盘突出症典型表现。

首次MRI示：L₄/₅椎间盘巨大突出（单侧型）。

西医诊断：腰椎间盘突出症。

治疗特点：患者外伤性急性腰椎间盘突出，考虑初发可能性大，初诊时MRI显示突出巨大，在急性期一定要做到卧床休息，经针灸、中西药物、康复功能训练等系统治疗后临床症状逐渐缓解，逐步恢复工作，治疗6个月后复查MRI显示突出已有缩小。间断针灸、康复功能训练等巩固治疗时间1年，症状完全缓解，1年后复查MRI证实突出物明显重吸收。

（马智佳　罗　莹）

二、老年患者典型案例

【病例1】

基本资料：朱某，女，76岁。

初诊日期：2016年9月1日。

主诉：腰痛伴双下肢活动不利、感觉异常1月余。

病史：患者自诉7月下旬无明显诱因下出现双下肢乏力、感觉异常，以右下肢外侧为重，伴肿胀感，站立不稳，大小便困难，于上海华山医院神经内科就诊，诊断为"脊髓炎"并收住入院治疗，给予留置导尿、激素抗炎、营养神经等对症治疗，查腰椎MRI示：$L_{4/5}$、L_5/S_1椎间盘突出；肌电图：慢性神经源性损害肌电改变，累计双下肢部分L_5/S_1支配肌，根性损害可考虑。患者为求进一步诊治，遂至我院门诊就诊，由门诊拟"腰椎间盘突出症"收住入院。入院时：患者神志清，精神可，腰部酸痛，双下肢乏力，站立不稳，感觉减退，以右下肢外侧为重，伴肿胀感，无发热，无咳嗽咯痰，无胸闷气急，胃纳可，夜寐欠安，小便难控制，大便难解。

查体：脊柱居中，生理曲度存在，各棘突压痛不显，会阴部、双下肢腹股沟以下皮肤感觉减退，双侧髂腰肌肌力Ⅴ级，左侧股四头肌、踝背伸、拇背伸、踇屈肌力Ⅴ级，右侧Ⅳ级；双侧髌腱反射亢进；左侧跟腱反射亢进，右侧跟腱反射减弱；巴宾斯基征阴性；髌阵挛、踝阵挛阴性。

辅助检查：①头颅MRI示：双侧半卵圆区、基底节区缺血灶，脑萎缩；②肌电图：慢性神经源性损害肌电改变，累计双下肢部分L_5/S_1支配肌，根性损害可考虑；③腰椎MRI示：$L_{4/5}$、L_5/S_1椎间盘突出。

诊断：①中医诊断：腰痛病（肝肾不足证）。②西医诊断：腰椎间盘突出症；脊髓炎。

治法：中医治疗以"补肝益肾，强筋健骨"为原则，予以针刺结合电针治疗。针刺取穴：天枢、中极、水道、梁丘、悬钟、三阴交、足三里、八风等，得气后平补平泻，夹持电针25分钟，隔日1次。中药：虎潜丸合参苓白术散加减。

狗脊15g	生地黄15g	白芍10g	菟丝子15g
当归15g	川芎15g	牛膝15g	龟甲30g
知母10g	柴胡10g	黄芪15g	党参15g

薏苡仁15g　　　　山药30g　　　　　茯苓15g　　　　　白术15g

甘草6g

水煎服，日一剂。

疗效：治疗1个月后患者乏力缓解，但站立不稳；治疗半年后，患者腰痛，扶持下可短距离行走。

随访：2018年2月，患者腰痛隐隐，扶持下行走尚可，纳寐欠安，二便调。2019年10月，患者能独立行走，MRI提示腰椎间盘突出好转（图附1-7、附1-8）。

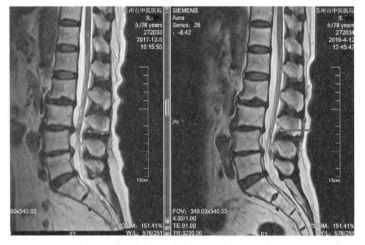

图附1-7　随访案例朱某治疗前后MRI对比图（一）

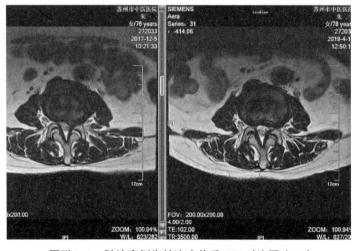

图附1-8　随访案例朱某治疗前后MRI对比图（二）

【病例2】

基本资料：陈某，男，63岁。

初诊日期：2013年5月15日。

主诉：腰部酸痛伴头晕5年，加重半月。

病史：患者自诉5年前无明显诱因下出现腰部酸痛，有时牵及两侧臀部，头晕，颈部疼痛不适，有时伴双上肢牵痛麻木，活动不利，曾在我院多次行X线示：颈椎、腰椎生理曲度变直，退变。MRI示：$T_{10/11}$、T_{12}/L_1椎间盘变性，T_{12}/L_1椎间盘膨出；腰椎退行性改变，$L_{1/2} \sim L_5/S_1$椎间盘变性，$L_{1/2}$、$L_{2/3}$椎间盘膨出；L_1椎体下终板及L_2椎体上终板炎伴变性；颈椎退行性改变，$C_{2/3} \sim T_{1/2}$椎间盘变性，$C_{5/6}$、$C_{6/7}$椎间盘突出。在家平卧休息时出现头晕，屈曲颈部后稍缓解。患者为求进一步诊治由门诊收入病房。现症见：患者神志清，精神可，腰部酸痛，头晕稍作，活动不利，食纳可，夜寐欠安，二便尚调。舌红隐紫，苔白，脉弦。

查体：颈椎生理曲度变直，颈部活动稍受限，颈部肌肉僵硬，$C_{3\sim5}$棘突及右侧椎旁压痛，叩击痛，无放射痛，双上肢肌力正常，肱二头肌、肱三头肌反射存在，双侧霍夫曼征，手指皮肤末梢感觉无明显减退。脊柱无侧弯畸形，腰椎生理曲度变直，$L_{3\sim5}$棘后、棘旁压痛，叩击痛，无放射痛；直腿抬高试验左90°、右90°；生理反射正常存在，病理反射未引出，双下肢肌力感觉活动正常。

辅助检查：①X线示：颈椎、腰椎生理曲度变直，退变。②MRI示：$T_{10/11}$、$T_{12/L1}$椎间盘变性，T_{12}/L_1椎间盘膨出；腰椎退行性改变，$L_{1/2} \sim L_5/S_1$椎间盘变性，$L_{1/2}$、$L_{2/3}$椎间盘膨出；L_1椎体下终板及L_2椎体上终板炎伴变性；颈椎退行性改变，$C_{2/3} \sim T_{1/2}$椎间盘变性，$C_{5/6}$、$C_{6/7}$椎间盘突出。

诊断：①中医诊断：痹证（气滞血瘀型）；②西医诊断：腰椎间盘突出症。

治法：治疗以"理气活血通络"为原则，采用针刺结合电针治疗，选腰部夹脊穴、阿是穴、环跳、委中、昆仑等，夹持电针，留针30分钟。

疗效：治疗2周后患者疼痛缓解，头晕偶作。

随访：随访期间时轻时重，断续治疗4年余。2019年12月26日复诊，患者偶有腰痛，活动加重，复查MRI提示腰椎间盘突出好转（图附1-9、附1-10）。

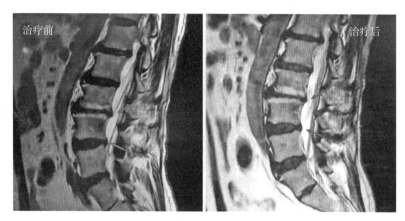

图附1-9 随访案例陈某治疗前后MRI对比图（一）

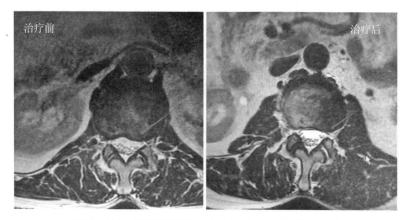

图附1-10 随访案例陈某治疗前后MRI对比图（二）

【病例3】

基本资料：潘某，男，67岁。

初诊日期：2019年10月5日。

主诉：腰酸疼牵及左下肢1年余。

病史：患者自诉一年前无明显诱因下出现腰部酸胀不适，有时伴左下肢酸疼，休息后缓解，未正规治疗。1周前，患者睡醒后发现腰疼严重，牵及左侧臀部、小腿，翻身站立困难。腰椎MRI示：$L_{4/5}$椎间盘变性脱出，L_5/S_1椎间盘变性突出。口服止痛、活血药物未见明显缓解。患者为求进一步诊治遂至我院门诊就诊，由门诊拟"腰椎间盘突出症"收住入院。现症见：患者神志清，精神焦虑，腰部酸痛，左下肢乏力，站立不能，感觉减退，无发热，无咳嗽咯痰，无胸闷气急，胃纳可，夜寐欠安，小便频数，便秘。舌红紫暗，苔薄白，脉弦紧。

查体：脊柱居中，腰椎生理曲度变直，L_4~S_1 棘后、棘旁压痛，叩击痛，无放射痛；直腿抬高试验左 45°、右 80°；左小腿后外侧皮肤感觉减退，生理反射正常存在，病理反射未引出。

MRI示：$L_{4/5}$ 椎间盘变性脱出，L_5/S_1 椎间盘变性突出。

诊断：①中医诊断：痹证（气滞血瘀型）；②西医诊断：腰椎间盘突出症。

治法：治疗以"理气活血通络"为原则，采用针刺结合电针治疗，选腰部夹脊穴、阿是穴、环跳、委中、昆仑等，行平补平泻，夹持电针，每次30分钟，隔日1次。治疗后结合中药熏蒸外用以改善症状，处方如下：

鸡血藤 20g	伸筋草 10g	红花 10g	羌活 10g
大茴香 10g	小茴香 10g	当归 10g	肉桂 3g
五加皮 10g	防风 10g	青皮 10g	乌药 10g
甘草 5g	木通 10g	荆芥 10g	白芷 10g

浓煎1袋，外用，日1剂。

疗效：治疗2周后患者疼痛缓解，扶持下可短距离行走。

复诊：2019年12月，患者腰部疼痛明显缓解，能独立行走，不能久坐、久立。MRI示：$L_{4/5}$、L_5/S_1 椎间盘变性突出。但对比前次影像，$L_{4/5}$ 椎间盘变性脱出的范围明显缩小（图附1–11、附1–12）。

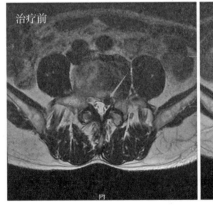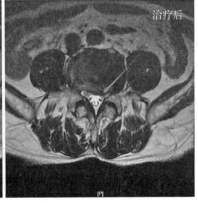

图附1–11　潘某治疗前后MRI对比图（一）

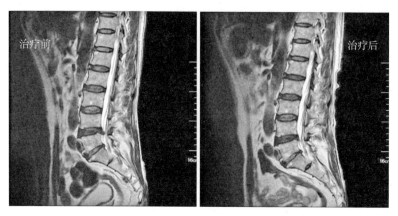

图附1-12　潘某治疗前后MRI对比图（二）

（顾　纯　罗　莹　褚　红　张　音）

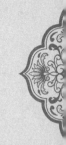

一、JOA（日本骨科协会）下腰痛评分表

项目		标准	分值	
			治疗前	治疗后
1.主观症状	下腰背痛	无（3分）		
		偶有轻痛（2分）		
		频发静止痛或偶发严重疼痛（1分）		
		频发或持续性严重疼痛（0分）		
	腿痛或麻	无（3分）		
		偶有轻度腿痛（2分）		
		频发轻度腿痛或偶有重度腿痛（1分）		
		频发或持续重度腿痛（0分）		
	步态能力	正常（3分）		
		能步行500米以上，可有痛、麻、肌弱（2分）		
		步行＜500米，有痛、麻、肌弱（1分）		
		步行＜100米，有痛、麻、肌弱（0分）		

续表

项目		标准			分值	
					治疗前	治疗后
2.临床症状	直腿抬高试验（包括加强实验）	正常（2分）				
		30°~70°（1分）				
		＜30°（0分）				
	感觉障碍	无（2分）				
		轻度障碍（1分）				
		明显障碍（0分）				
	运动障碍	正常（肌力5级）（2分）				
		轻度无力（肌力4级）（1分）				
		明显无力（肌力0~3级）（0分）				
3.日常活动受限	卧床翻身	正常（2分）	轻度受限（1分）	明显受限（0分）		
	站立	正常（2分）	轻度受限（1分）	明显受限（0分）		
	洗漱	正常（2分）	轻度受限（1分）	明显受限（0分）		
	身体前倾	正常（2分）	轻度受限（1分）	明显受限（0分）		
	坐1小时	正常（2分）	轻度受限（1分）	明显受限（0分）		
	举物、持物	正常（2分）	轻度受限（1分）	明显受限（0分）		
	行走	正常（2分）	轻度受限（1分）	明显受限（0分）		
4.膀胱功能		正常（0分）				
		轻度失控（-3分）				
		严重失控（-6分）				
总计						

注：分数越低表明功能障碍越明显。改善率=[（治疗后分值－治疗前分值）/治疗前分值]×100%。改善率=100%为治愈；改善率>60%为显效；改善率25%~60%为有效；改善率<25%为无效

二、腰部肌力检查评定

肌群	竖脊肌		背阔肌		腰方肌		腹直肌		髂腰肌		臀部肌群	
部位	左	右	左	右	左	右	左	右	左	右	左	右
初诊												
复诊												

肌力分级：

0级：指肌肉完全没有收缩，无法看到肌肉或者肌纤维的收缩；

Ⅰ级：可以看到肌肉的收缩活动，但是肌肉收缩活动产生的力气比较小，无法在水平面上移动；

Ⅱ级：肌力除可以收缩之外，其相应的力量可以使局部的肢体能在水平面上进行活动，但是无法抵抗重力；

Ⅲ级：除可以在水平面上活动之外，还可以抵抗本身的重力，但不能抵抗阻力的活动；

Ⅳ级：既可以进行水平活动，也可以抵抗重力的活动，还能抵抗部分阻力，但还是比完全正常的肌力要稍差；

Ⅴ级：肌力完全正常。

三、腰椎活动度的评定

	前屈（0°~90°）	后伸（0°~30°）	侧屈（0°~30°）		旋转（0°~30°）	
			左	右	左	右
初诊						
复诊						

四、VAS疼痛视觉评定

疼痛程度：

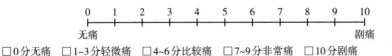

□0分无痛　□1~3分轻微痛　□4~6分比较痛　□7~9分非常痛　□10分剧痛

	等级	分值
初诊		
复诊		

五、中医护理效果评价表

（一）护理效果评价

主要症状	主要辨证施护方法	中医护理技术	护理效果
腰腿疼痛□	1.评估疼痛/活动度□ 2.选择硬板床□ 3.体位□ 4.活动方法□ 5.保暖□ 6.其他护理措施：	1.中药贴敷□ 应用次数：___次，应用时间：___天 2.药熨法□ 应用次数：___次，应用时间：___天 3.中药熏蒸□ 应用次数：___次，应用时间：___天 4.拔火罐□ 应用次数：___次，应用时间：___天 5.耳穴贴压□ 应用次数：___次，应用时间：___天 6.骨盆牵引□ 应用次数：___次，应用时间：___天 7.中药离子导入□ 应用次数：___次，应用时间：___天 8.其他：____ 应用次数：___次，应用时间：___天 （请注明，下同）	好□ 较好□ 一般□ 差□
肢体麻木□	1.评估麻木部位、程度□ 2.按摩拍打麻木肢体□ 3.肢体保暖□ 4.下肢关节屈伸活动□ 5.其他护理措施：	1.中药熏洗□ 应用次数：___次，应用时间：___天 2.艾灸 □ 应用次数：___次，应用时间：___天 3.中药塌渍□ 应用次数：___次，应用时间：___天 （方案中未涉及） 4.穴位注射□ 应用次数：___次，应用时间：___天 5.其他：_____ 应用次数：___次，应用时间：___天	好□ 较好□ 一般□ 差□
下肢活动受限□	1.评估下肢肌力□ 2.安全防护□ 3.活动方法□ 4.功能锻炼□ 5.其他护理措施：	1.物理治疗□ 应用次数：___次，应用时间：___天 2.中药热熨□ 应用次数：___次，应用时间：___天 3.穴位敷贴□ 应用次数：___次，应用时间：___天 4.中药熏洗□ 应用次数：___次，应用时间：___天 5.其他：___ 应用次数：___次，应用时间：___天	好□ 较好□ 一般□ 差□
其他： （请注明）			好□ 较好□ 一般□ 差□

（二）护理依从性及满意度评价

评价项目		患者对护理的依从性			患者对护理的满意度		
		依从	部分依从	不依从	满意	一般	不满意
中医护理技术	中药敷贴						
	中药热熨						
	耳穴压豆						
	牵引治疗						
	中药离子导入						
	穴位注射						
	穴位敷贴						
	物理治疗						
	穴位注射						
健康指导		/	/	/			

（顾　纯　朱炫玮）